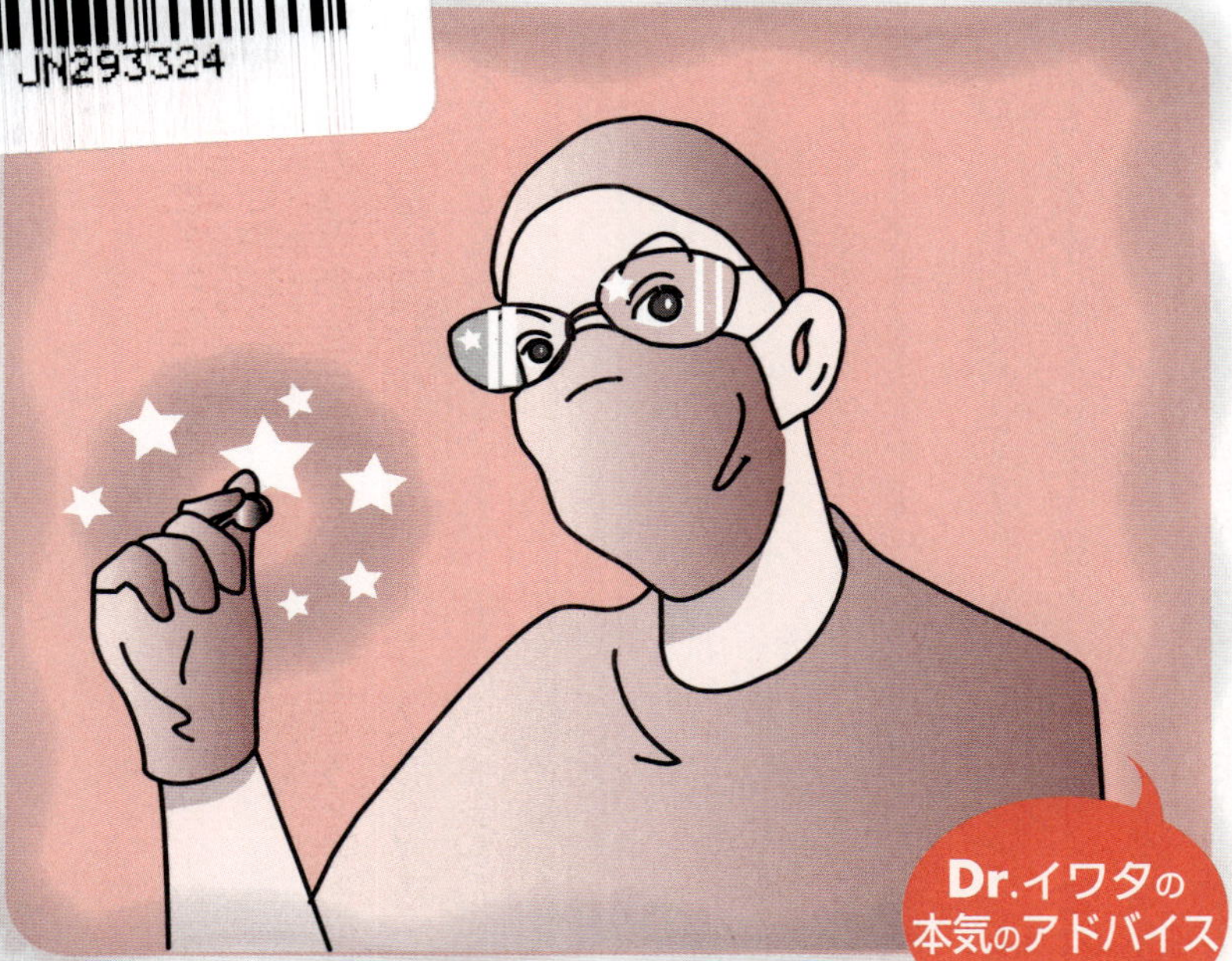

Dr.イワタの
本気のアドバイス

歯は残せ

知らないと怖いインプラント

歯科医師　博士（歯学）
岩田有弘［著］
相澤るつ子［絵］

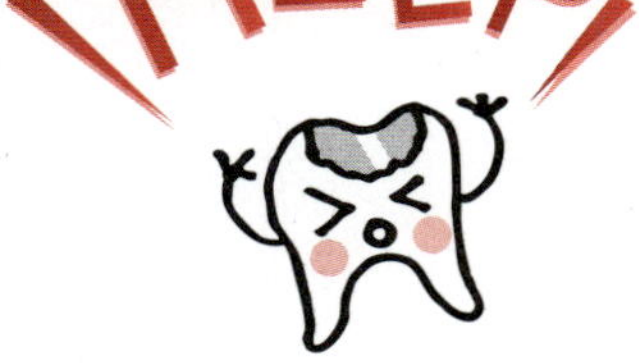

◆はじめに

私が日本大学歯学部を卒業し、国家試験に合格して歯医者になったのは一九九九年四月のことでした。ですので、歯医者になって今年で10年になります。

そこでこの10年を1つの区切りとして、自分が患者さんの立場であったときに、知っていたら良いだろうと思うことを、本にまとめようと考えました。

私は以前、『歯は抜くな――インプラントの落とし穴』という本を書きました。

5年ほど前からでしょうか、歯科インプラント治療というものが、一般歯科診療所に爆発的に普及しだして、それとともにトラブルも急増してきた頃だったと思います。

インプラントにはデメリットなどはなく、完全に「第三の歯」になりうると思って治療を受け、その結果トラブルになった方に、私自身、相談を受けることも多くなっていました。

この『歯は抜くな――インプラントの落とし穴』では、説明を省かれることの多いインプラントの注意点やデメリットについて、わかりやすくまとめたつもりです。よかったらご一読ください。

今回、新たに本を出版するにあたっては、どうしたら自分の歯を守り、口腔の健康を保つことができるのか、さらに詳しく皆さんに伝えたいと思っています。

生涯にわたって自分自身の歯で食事をし、会話を楽しみ、笑顔でいられるように。そのためのポイントを、私自身が歯医者になって知ることができて良かったと思う部分を中心に、わかりやすく説明しました。

他にも、インプラントの良い所、注意すべき点、手入れの仕方などについて、まとめてあります。また、巻末に載せた参考文献は、歯について困っている人のためになる本ですので、ぜひご参考になさってください。

アメリカの作家、D・カーネギーは、著書『道は開ける』の中で、次のように述べています。

「結局は、できるのは皆さん自身だけである。私にできるのは、世間の人々がどのようにして（悩みを）半減させたかを紹介することだけである。そこから先は、皆さん次第なのだ！」

そうです、結局は皆さん次第なのです。

だからこそ私は、自分が大学の歯学部に入学して以来、歯の悪化を防いできた、この16年間の中で知って良かったと思うことを、皆さんにわかりやすく紹介したい、それこそが歯科医師としての1つの仕事だと思って、この本を書こうと決心しました。

この本を読んで、良いと思う所を噛《か》みくだいて理解してください。

今まで歯医者さんに触られたことのない歯は、いつまでもその状態を保てるように。

すでに歯医者さんで治療されたことのある歯は、つめものやかぶせものが再び虫歯や歯周病になるのを防ぎ、なるべく長く使えるように。

この本が、そのための1つの助けとなれば、とても嬉しく思います。

それでは、ご自身の口腔の健康を保つための話を始めていきましょう。

もくじ

イラスト　相澤るつ子
装幀・本文デザイン　ＤＯＭＤＯＭ

第1章

なるべく自分の歯を残そう！

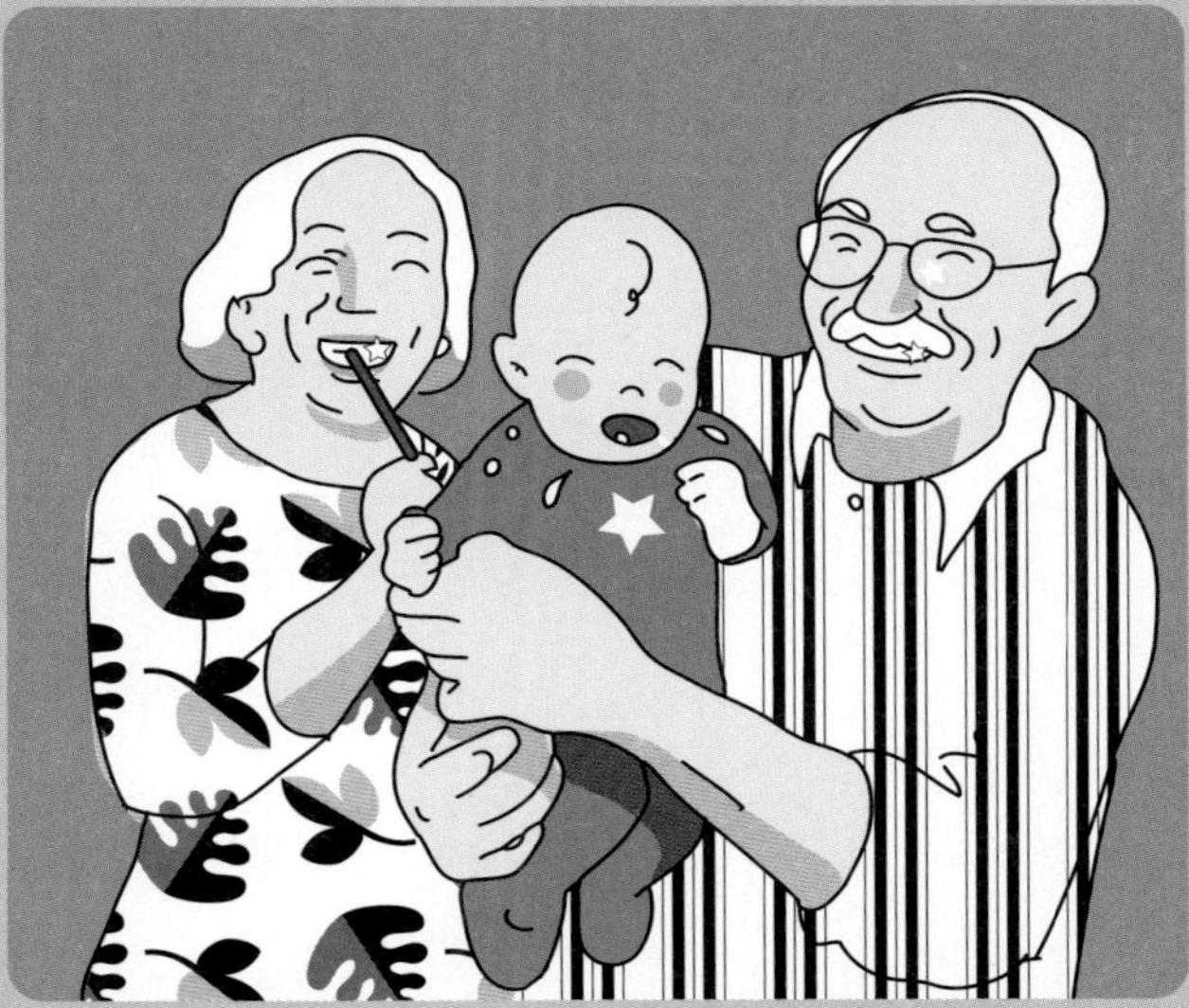

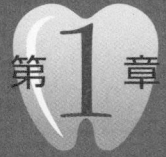

自分の歯でしっかり噛んで健康な生活を

なぜ自分の歯を残すことが大事なのか？

心と身体の健康は、人生の中でも最も大事なことの1つです。歯もまた身体の一部ですから、これが健康であることはとても大切で、歯に不具合があると心と身体の健康に悪影響があることは間違いありません。

では具体的に、なるべく自分の歯を残すことがなぜ大事なのか、わかりやすい例をあげて説明してみましょう。

まず1つめは、自分の歯が残っていて、その歯で噛《か》むという動作を行うことで、健康により良い影響を与えます。運動能力が高まり、寝たきりを防ぐ一因にもなります。

2つめは、歯がなくなると噛むことが不自由になり、食事がとりにくくなります。よく噛んで食事できないと消化が悪くなりますし、それにおいしさや噛みごたえが感じにくくなってしまうのは、寂しいことですね。

また噛み合わせが短期間に大きく変わることで、姿勢が悪くなったり、肩凝りなどの不定愁訴《ふていしゅうそ》が出ることもあります。ここから連鎖的に心の健康を損なうこともあるでしょう。

3つめは、歯の治療にはとても多くの時間とお金がかかるということです。時間とお金のどちらか一方が足りなかったり、なくなったりすれば、日常生活でもいろいろと不便が生じますね。時間とお金、この2つを歯の治療にではなく、より有効に使うことができれば、生活はもっと豊かになるのではないでしょうか。

それに、歯の治療はその多くが痛み・イヤな音・振動を伴います。これが好きな人は、ほとんどいないでしょう。それでも歯が悪くなれば、歯医者に行って治療しなければなりません。なるべくなら歯を大事にして、歯医者の世話にならないことが望ましいですね。

4つめは、人工的な歯は、やはり本物にはかなわないということです。歯がないと表情が乏しくなり、自然な外観や表情を保ちにくくなります。見た目が恥ずかしくて外出することが減ったり、会話が楽しめないことで内向的な性格になることもあります。

また、歯がないとサ行やラ行などの発音が悪くなりますし、虫歯や歯周病が原因の口臭などがあると、人と話がしにくくなったりします。

このようなことを防ぎ、豊かな人生を送るためにも、「歯を残すこと、歯を守ること」はとても大切なのです。

もちろん歯が全てではありません。しかしながら、80歳で20本の歯を持っている「8020」の人や、「よく噛めている」人たちは、

①ＱＯＬ（クオリティ・オブ・ライフ＝生活の質）が高い
②転倒防止につながる可能性がある
③目や耳の働きが良い
ことなどがわかっています。

自分の歯で「噛むこと」の効用

自分の歯でしっかり噛むことは、健康にも良い影響を与えてくれます。以下に詳しく見ていきましょう。

●脳の働きを良くして筋肉の老化を抑える

顎《あご》の関節の周りには、たくさんの血管があります。よく噛むことで脳への血液量が増え、頭の働きを良くします。また歯と顎の働きを保ち、口を動かす筋肉などの老化を抑えます。

これに関連して、義歯を装着することで、いびきがなくなったとか、くいしばりがなくなった、また寝たきりだった方が立ち上がれるようになったという例もあります。つまり、よく噛むことは、ぼけ防止にもつながるのです。

特に奥歯で噛むことは重要な役割を持っています。ですから、奥歯をなくさないように予防すること、なくなってしまったときはそのままにせず、なるべく早く治療して奥歯で強く噛めるようにすることは、健康を保つためにも大切なことだと思います。

歯の自浄性を高める

食べ物をよく噛むことで、歯や粘膜の表面についた細菌がこすりおとされ、その部分の自浄性が高まります。歯周病にもなりにくくなり、予防にも役立ちます。

肥満を予防する

よく噛むことで肥満を予防します。早食いだと脳の満腹感が出る前にどんどん食べてしまいますが、よく噛むことで食べ過ぎを防げるのです。しっかりと噛み、ゆっくり食事の時間をとって効果的なダイエットをしたいですね。

唾液をたくさん出し、胃の消化を助ける

よく噛むことで、唾液と食べ物がよく混ざり、胃での消化を助けます。逆にいえば、意識的に消化を促進するには、よく噛むことしかないのです。

また、よく噛むほど唾液がたくさん出ます。唾液にはその成分の中に、抗菌作用のあるリゾチーム、発ガン物質発生を抑制するペルオキシターゼ（ガンの予防には、一口一口をよく噛むことが大切だというお医者さんもいらっしゃるくらいです）、味を良く感じさせるガスチン、カルシウムと結合して歯を強化するスタテリン、鉄と結合して細菌の発育を抑制するラクトフェリン、

口の中をなめらかにして乾燥を抑えるアルブミン、また皮膚や胃腸、血管を若々しくするホルモンや、脳の老化を防ぐホルモンなども入っています。

唾液がたくさん出ることで、口の中の乾燥や細菌の繁殖を防ぎ、口臭予防にもなります。唾液には殺菌作用や食物を洗い流す作用があるので、その唾液が減るということは口臭の原因にもなります。

しかし年を重ねるとともに唾液の分泌量は減少します。また、年をとると薬を飲むことが多くなりますが、降圧剤などの多くの薬には唾液分泌を低下させる副作用があります。

しっかりとよく噛んで食事することは、唾液腺が衰えるのを防ぎ、結果として口臭予防にもつながるのです。

●その他の効果

その他にも、よく噛むことで自律神経の調整ができたり、偏頭痛、肩凝り、手足のしびれ、めまい、腰痛、耳鳴り、眼の不快感などが改善したりします。

食べ物をよく噛んで食べることは集中力の向上にもつながり、強く噛みしめることで、より強い力が出せます。噛み合わせを調整したマウスピースをつけることで、ゴルフの飛距離が伸びたり、ボクシング選手のパンチ力が向上したりするそうです。身体のバランス、噛み合わせが整うと早く走れるなど、身体能力が高まるといった事実もあります。

また歯は安全を確かめるセンサーでもあります。ご飯に石などが入っていた場合、健康な歯は危険を感じて、それ以上噛むことをやめます。しかしインプラントや入れ歯などでは、この機能がなくなってしまいます。

精神的な役割も大きいとされています。美しい歯や歯肉は対人関係においても好ましく、周囲の人に好感を与えますし、イキイキとした笑顔をつくります。（※歯並びが悪いと劣等感を持ったり、顔は笑顔でも歯を手で隠したりすることがしばしば見られます）

年をとっても自分の歯で何でも食べられるということは、生きる意欲や食べ歩きなどの外出意欲を高めます。歯のいいお年寄りは行動範囲が広い、また100歳になっても楽しみの1位は食べることという調査結果もあります。

社会的な役割としては、言葉によるコミュニケーション効果があります。前歯がないと「サ・タ・ナ行」、奥歯がないと「ラ・ハ行」の発音が不正確になって、会話などが楽しめなくなるのです。

何歳になってもよく噛めるということは、家族そろって同じ食事ができ、食事を通して共通の会話を楽しめることになります。

このように、自分の歯でしっかりと噛むことには、様々な効用があることがわかっていただけたと思います。

しっかりと自分の歯を守るためには、やはり、規則正しい食生活、寝る前、そして朝のブラッシング、デンタルフロスでの口腔清掃をがんばってください。

意外と知らない噛み合わせの重要性

噛み合わせが原因で頭痛・肩凝りに？

頭痛や肩凝りなど、いわゆる不定愁訴と呼ばれるものの原因の1つに、噛み合わせが関連している場合があります。

もちろん、原因は噛み合わせだけでなく、眼科の先生からいわせると視力低下に伴う眼精疲労であったり、整形外科の先生などは脊椎《せきつい》の歪みや筋力の衰えからきているなどというように、様々な要因が複雑に関係していることが多いようです。

いろいろなストレスからこのような症状が引き起こされることもあるようで、なかなか難しい問題だと思います。

年を重ねてくると、首や肩の周りの筋力が落ちてきます。すると、姿勢を正しく保つことが難しくなってきて、いろいろな症状が出やすくなります。

噛み合わせが悪いことから姿勢が悪くなったのか、悪い姿勢を続けていた結果、噛み合わせが悪くなったのかなど、様々な原因が考えられます。

また、親不知《おやしらず》が原因の場合もあります。親不知が生えてきて向かい合う歯と異常にぶつかるようなことがあると、顎はそのぶつかりを避けるために反対側に逃げます。逃げるとバランスが崩れるので、頭や顎を支える筋肉が凝るのです。

顎位のズレで起こる慢性症状

上顎《じょうがく》は頭と一体なので動くことはありませんが、下顎《かがく》は上下・前後左右に動き、それによって私たちは、しゃべったり、物を食べたりすることができます。

上顎に対する下顎の位置を顎位《がくい》といいますが、歯並びが悪かったり、歯医者の入れたかぶせものの高さが高すぎたり、入れ歯の噛み合わせの位置が大きくずれていたりすると、この顎位がずれます。すると、先ほどと同様にバランスが崩れてしまいます。

これらの原因は患者さん自身ではとり除くことができないので、慢性的な肩凝りや頭痛、ひどい生理痛などの症状が出ることがあります。

ですから、歯科治療は基本的に1本ずつ行うのがいいわけです。1本ずつなら、ズレも少なくてすみます。それをまとめて3～4本などを一度に処置すると、ズレが大きいために歯医者に行った後から何となく調子が悪くなったりすることがあるのです。

すでに多くの歯を歯科治療でかぶせてある場合や、問題のある義歯をつけている場合などは、それらをやり直すことで不定愁訴の症状がやわらぐことがあります。

ここで大切なのは、あくまで「やわらぐ」のであるということです。治るのではなく、症状が緩和《かんわ》されるのだということを覚えておいてください。

では、どうして治らないのでしょうか？　それはズレた顎位ですごした間、あなたの身体は、そこで何とか慣れようとがんばってきたからです。その結果、あなたの顎関節の形は変わり、頭や顎を支える筋肉の筋力も、左右や前後のバランスが変わってしまっているのです。

口の中の問題を、不定愁訴が出る前の状態に、たとえ完璧に戻せたとしても（そんなことは実際には不可能なのですが）、歯は元通りでも、それ以外の所が変わってしまっているので、全てが元には戻らないのです。

だから、「治すことはできないが、症状を緩和することはできる」ということなのです。それを、歯が原因で起こるのだから、それを治せば頭痛や肩凝りは全て治るなどという、まるでエセ宗教の勧誘のような表現には気をつけてもらいたいし、過大な期待もしすぎてはいけないのです。なぜなら、私たちの身体は、成長や衰えなどで常に変化しているからです。

噛み合わせを確認する

歯が原因で肩凝りなどの症状が出ているかどうかは、次のような方法で確認できます。

まず、顎をぎりぎりと左右に歯ぎしりしてみましょう。右にずらしたときに左側の歯がぶつかってこすれたり、その逆に左に顎をずらしたときに右側の歯がぶつかっていたりすると、肩凝りなどの症状が出ることが多いようです。

こうした場合は、強く当たっている部分を削ったり、犬歯がすり減っているようであれば、そこにプラスチックを足したり、かぶせものをしたりすることがあります。

ここで大切なのは、削る方法と足す方法があることです。歯に多くの問題を抱えている患者さんは、削る調整ばかりやられていることが多いようです。ですから医師の診察を受けるときには、調整前の説明で、削る方法と足す方法、何もせずに様子を見る方法もあることなどを、しっかりと説明してくれるかどうか、確認されると良いと思います。

インプラントと噛み合わせの問題

頭に対して歯の噛み合う位置は、立っているときと座っているとき、そして寝ているときでは、少しずつ違っています。

先ほど書いたように、歯がすり減ってきた結果や親不知、そして人工的なかぶせものなどの影響で、噛み合わせの位置が長期間においてずれている場合、それが筋肉などの凝りを通りこして姿勢に影響を与えることがあります。

また頸椎《けいつい》などがずれることで、その中の神経が圧迫され、そこからいろいろな症状が出ることもあります。

義歯の場合は噛み合わせたときに沈み込むので、噛み合わせのずれは大きくなります。しかし、ずれが大きい分、顎も自由に動きやすいので、症状は出やすくても症状自体は強くなりにくいのです。

これがインプラントだと、自然の歯とは異なり動かないので、人工物による噛み合わせは、より厳密な調整が必要になります（自然の歯は健康な状態でも少し動くものなのです）。

だからこそ、少しのずれや高さの違いでも症状が強く出やすく、調整は難しいものになり、時間がかかります。

かぶせものの調整や義歯の調整は、前記のような理由から、寝た状態ではなく、座った状態や立った状態での調整が、最終的には必要になります。

自分自身の歯でしっかりと噛めていれば、年を重ねることで歯は少しずつすり減っていき、噛み合わせも少しずつ変化します。歯がある限り、この噛み合わせの位置や姿勢は常に変化していくものなのです。【図1】～【図3】

しかし、義歯やインプラント、かぶせものをした場合には、それとは別に、次のようなことが考えられます。

①義歯の場合には変化が大きくなりやすい。

②インプラントの場合は、インプラント自身の変化が少なすぎる。
（インプラント自体の位置は変化せず、かぶせものもセラミックスが多いので、噛み合う歯のみが削れるか、セラミックスのかぶせものがつけてある場合は両方とも削れない。しかし、インプラント以外の自分自身の歯は削れていく）

③かぶせものの種類によって歯との削れ方に差が生じる。

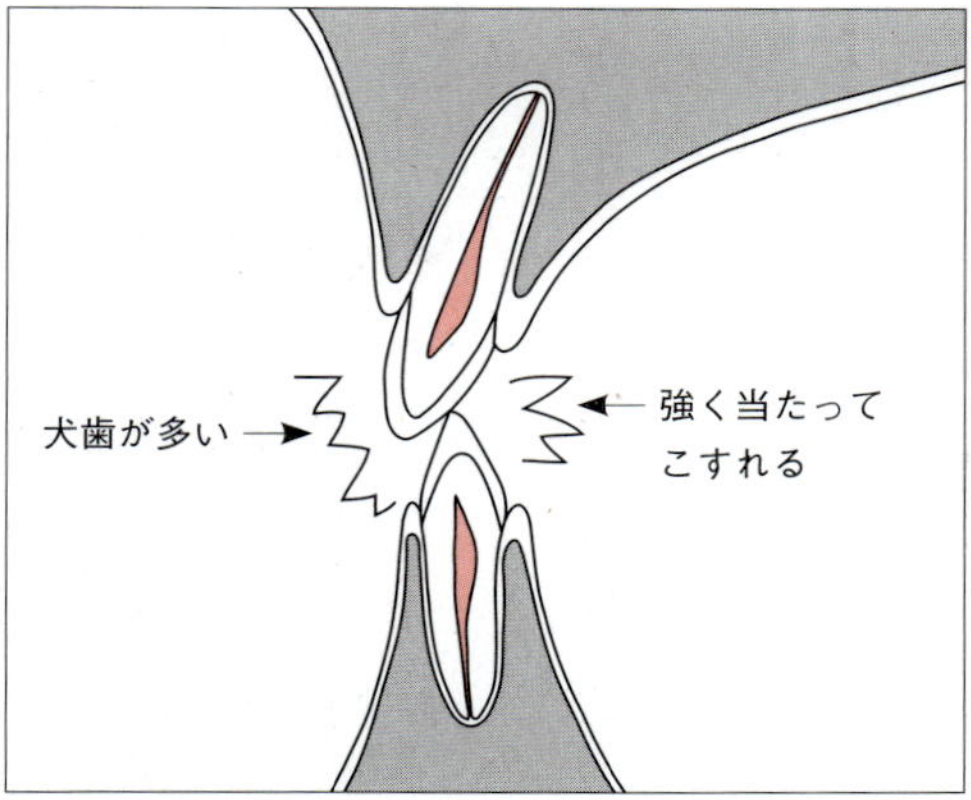

図１　歯が原因でいろいろな症状が出る場合がある。歯は日々の生活とともに、だんだんすり減っていく。

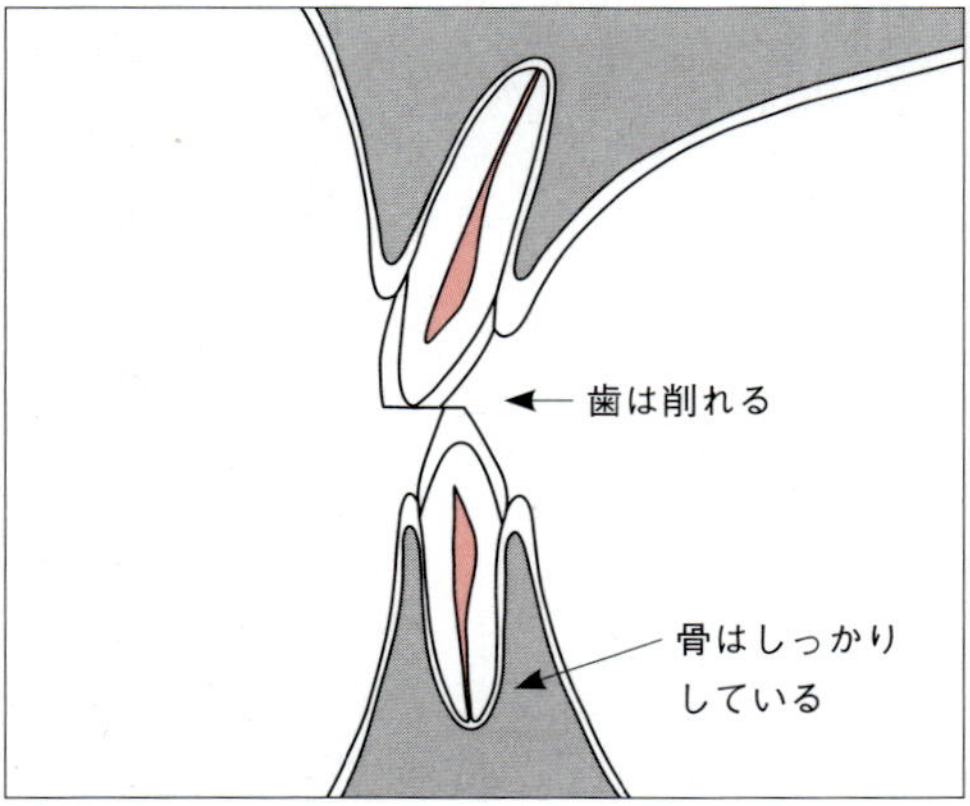

図２　すり減って歯の先端が平らになっていく。

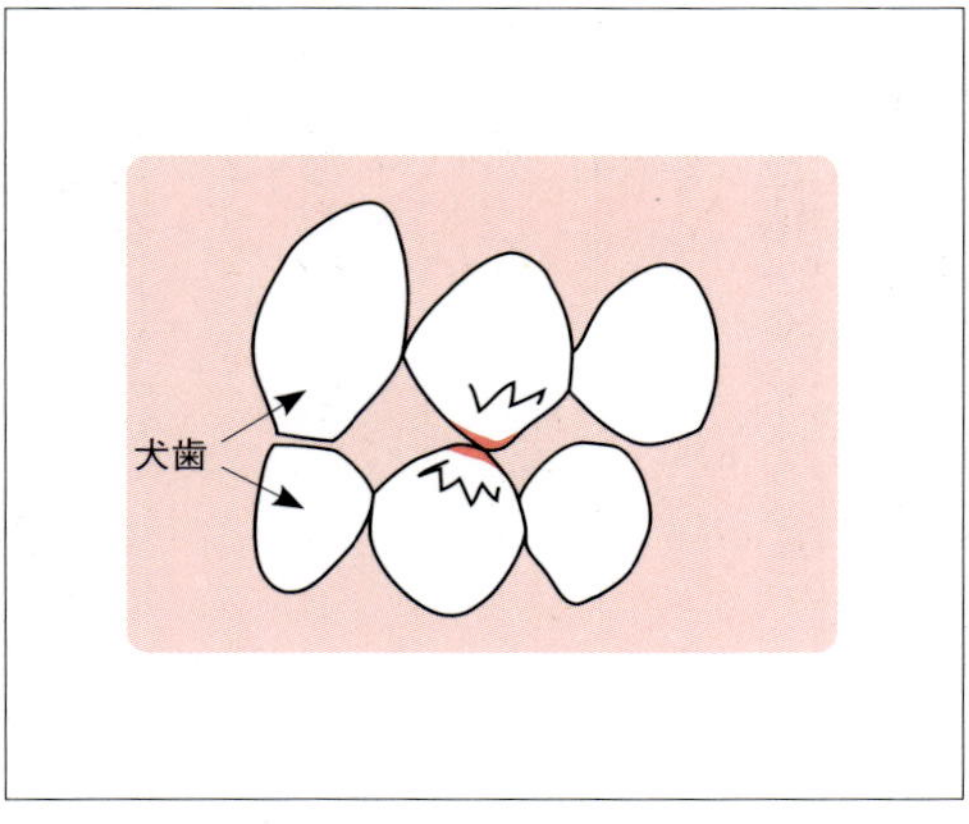

図３　犬歯が削れてきた結果、今まで当たらなかった他の歯、特に後ろの歯が当たってくる。このようなタイプの人は肩凝りなどが出やすい。

やはり、なるべく自分の歯同士での噛み合わせが最も良いし、かぶせものをする場合には、奥歯では歯に近い速度で削れていく金属や、上下でかぶせものの材料をそろえた方が良いのは、このような理由があるからです。

またインプラントでは、外科処置の注意点に合わせて、このような噛み合わせについての深い知識も必要になる分野だからこそ、チーム医療が優れていると考えられます。

噛み合わせは変化する

人の噛み合わせは少しずつですが必ず変化していきます。だからこそ、この変化がゆっくり進むように治療し、調整していくことが大切です。変化しなかったり、逆に変化が大きかったりすると、いろいろな症状が出やすくなります。

また、義歯やインプラントを使っている患者さんには、定期検診が必要です。つまり、一生歯医者さんに通い続けなければならないのです。それなら、まずは予防に力を入れる方が良いのではないでしょうか？

このような状態になるのを防ぐには、歯の問題だけに注目するのではなく、正しい姿勢を心がけ、首や肩の周囲の筋力が衰えないよう運動を行うこと（若いときは筋力があるので問題が起きにくいものです）などに気をつけていただくと良いでしょう。

歯が全てなくなれば、こうした不定愁訴の問題も、あまりなくなるようです。中途半端に（という言い方が正しいかどうかはわかりませんが）歯がないと、症状が強く出やすいのです。肩凝りや腰痛、頭痛などの症状は、歯がしっかりと骨に支えられている状態の人に多いようです。

噛み合わせが悪いことで歯がグラグラと動きだし、歯周病の進行が早い患者さんもいます。噛み合わせが悪いとブラッシングがしにくかったり、特定の歯に強い力がかかりやすく、その力と汚れによる歯周炎によって歯を支える骨が壊れていくのです。【図4】【図5】

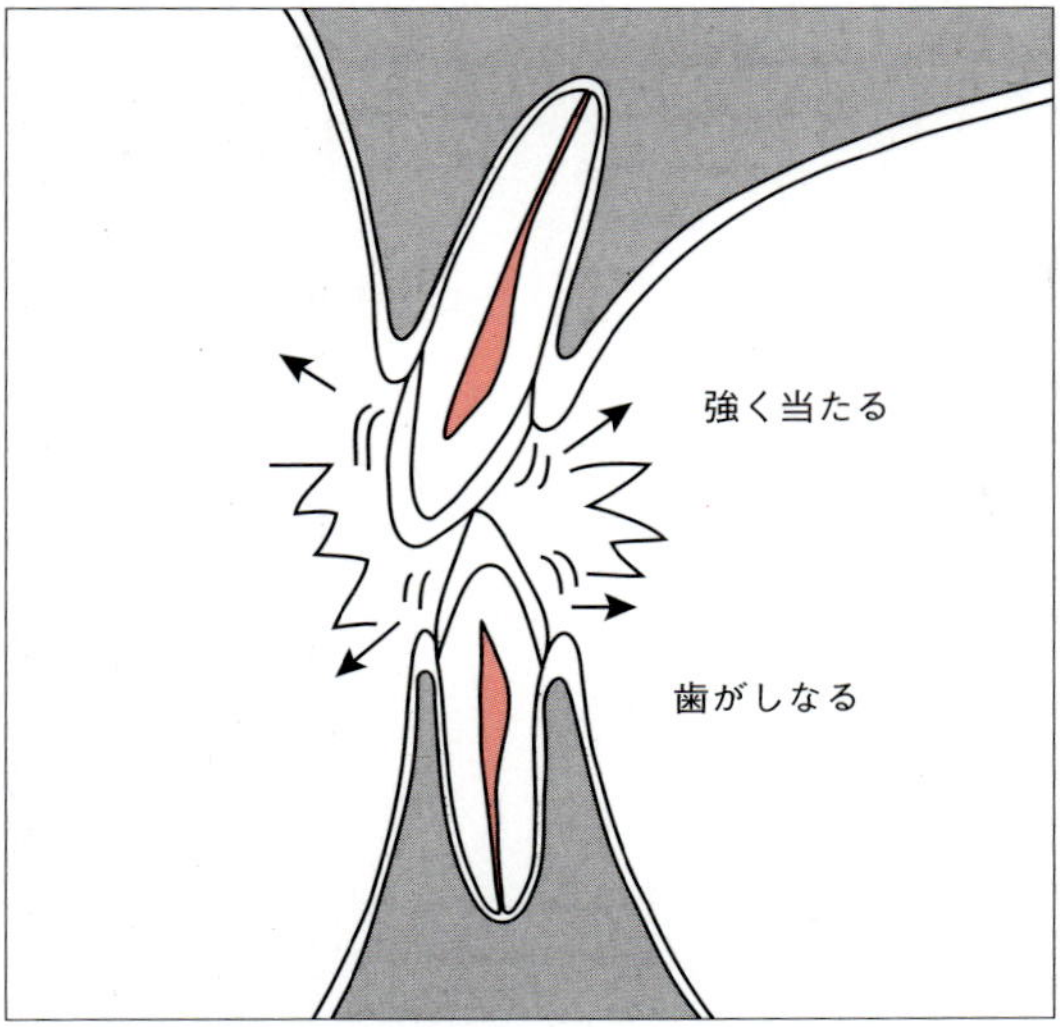

図4　歯が原因で歯周病が悪化しやすい場合。

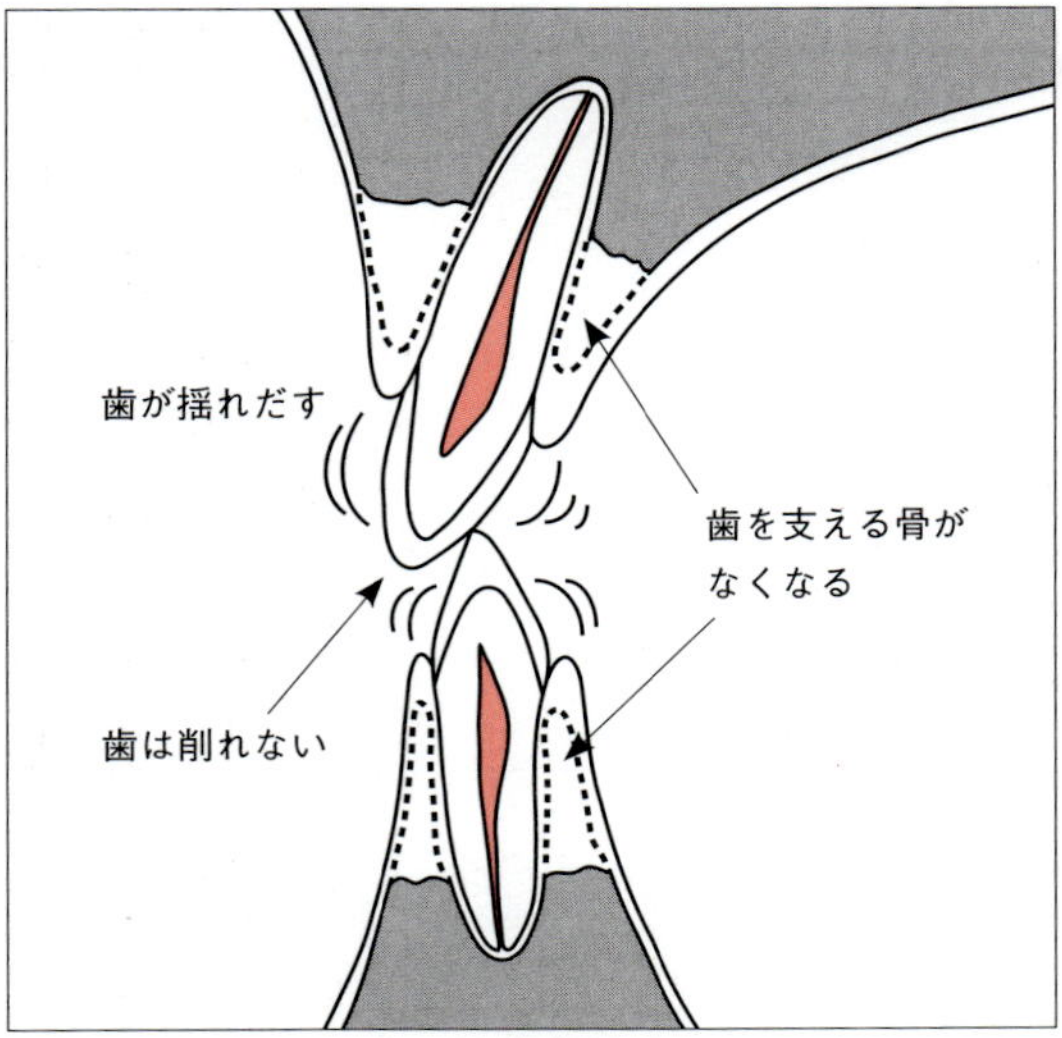

図5　このタイプの人は歯周病が悪化しやすい。

最近の研究からは、力だけでは歯を支える骨は壊れないことが証明されています。

しかし、ほとんどの患者さんは、みがき残しなどによる歯肉炎や歯周炎を少なからず持っているものです。そういった場合には、噛み合わせが悪いと、不定愁訴は出ない代わりに歯周病を急速に進行させることもあります。

第2章

健康な歯を保つには、まず予防から

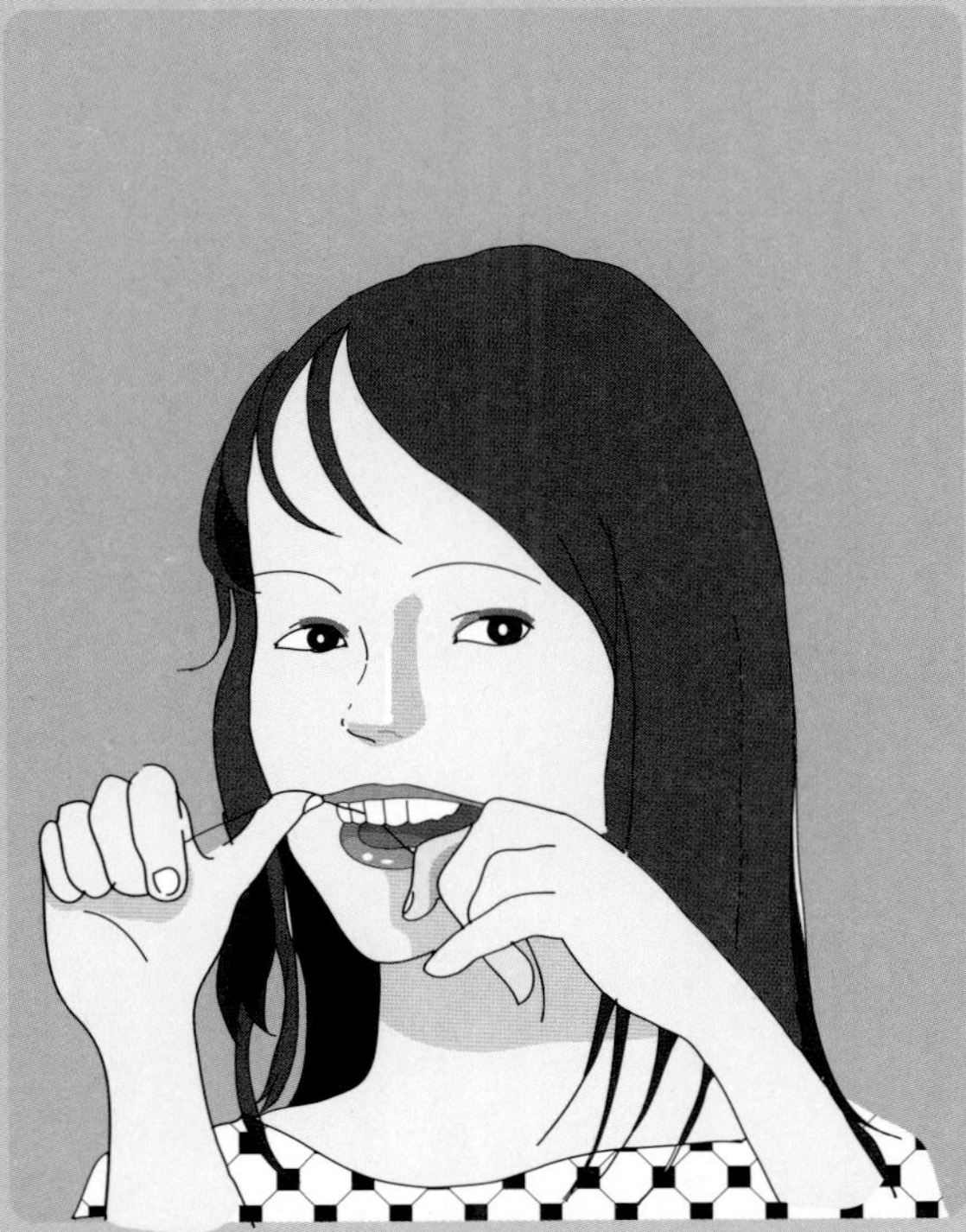

虫歯と歯周病を予防する

虫歯を防ぐためには…

お口の健康には、虫歯予防と歯周病予防が大切です。

ところで、虫歯（専門用語では「う蝕《しょく》」といいます）はどうしてできるのでしょう。

口腔内の細菌は、糖をエネルギーにして酸をつくります。この酸によって歯が溶けていき、虫歯になります。ですから、その対策としては、

①歯自身を酸に対して強くする→フッ素で虫歯を予防する
②細菌が生きていくためのエネルギーとなる糖を与えない→食習慣の確立、飲食回数のコントロール
③細菌が分解してエネルギーとすることのできない糖をとるようにする→キシリトール、リカルデント
④口腔内の細菌数を減らす→正しいブラッシングをする
⑤唾液の分泌を促進して口腔内を中性に保つ→よく噛《か》んで食事をする、処方された薬の確認・変更の相談

といったことに注意して過ごしていただきたいのです。

歯の生え始めが特に重要

少し詳しく説明しましょう。虫歯は、

◆脱灰《だっかい》（歯からカルシウム・リンなどのミネラル分が溶けだし、歯の表面が溶ける状態）

↓

◆均衡

↓

◆再石灰化（再び歯の表面が硬くなること）

という、溶けて、溶けるのが止まり、再び固まるという、流動的な過程の病気です。

虫歯の流動的な過程を左右するパラメーターは、大別すると次の2つに分けられます。

①個体の感受性（虫歯にかかりやすいかどうか）

②細菌の活性

そこで、新たな虫歯の発生を予防するには、この個体の感受性を改善し、細菌の活性を低下させることによって、脱灰、再石灰化の均衡を回復することが大切になります。

特に、歯の生え始めは、その後の歯の健康に対して、とても重要な時期です。この頃に、虫歯をつくりやすい菌がすみつくのか、それとも虫歯をつくりにくい菌がすみつくのか、その違いが大きなポイントとなります。

なぜなら一度すみついてしまった菌は、機械的な清掃などではなくすことができないからです。

したがって、乳歯が生えてきてから学童期（混合歯列期）にかけて、つまり3歳から11歳くらいの時期の口腔環境と食生活によって、その後の口腔内の細菌叢《さいきんそう》（細菌の集合体）は大きく左右されるのです。

虫歯を防ぐ唾液の働き

唾液は、噛みくだいた食べ物やプラーク（歯垢《しこう》のこと）を洗い流したり、歯の再石灰化や、唾液そのものとプラークを中性にする働きで、虫歯に抵抗しています。

しかし、睡眠時にはほとんどの唾液の分泌が減少します。そのため、寝る前に飲食をした場合には、唾液によるプラークｐＨの回復が見られず、長い時間、脱灰が続くので、虫歯のリスクが非常に高くなります。

また、薬物の副作用で唾液の分泌が抑制されることもあります。そうした場合には、口腔内の清掃状態がそれほど悪くなくても、歯頚部《しけいぶ》（歯と歯肉の境目の部分）付近に虫歯が発生することが多くなります。

唾液分泌抑制作用のある薬

・利尿薬・降圧薬・抗ヒスタミン薬

・抗うつ薬・抗コリン薬・抗炎症薬
・鎮痛薬・気管支拡張薬・骨粗鬆症《こつそしょうしょう》治療薬
これらの薬を服用している方は、歯医者さんにそのことをしっかり伝えることが大切です。

虫歯になりやすい歯

歯には虫歯になりやすい部位があります。どこが虫歯になりやすいのか、それは口腔内の唾液の流れにも大きく関係しています。

口腔内の唾液の流れは、あたかも河の本流と支流のようになっています。そのため、大量の刺激唾液に洗われる部位もあれば、少量の安定時唾液に常に洗われる部位、また十分な舌の運動なしには唾液の恩恵をほとんど受けることのできない部位もあります。

【図6】は、口腔内で唾液の影響を受けることが少なく、したがって虫歯になりやすい部位を示したものです。こうした所を、より注意してブラッシングするこ

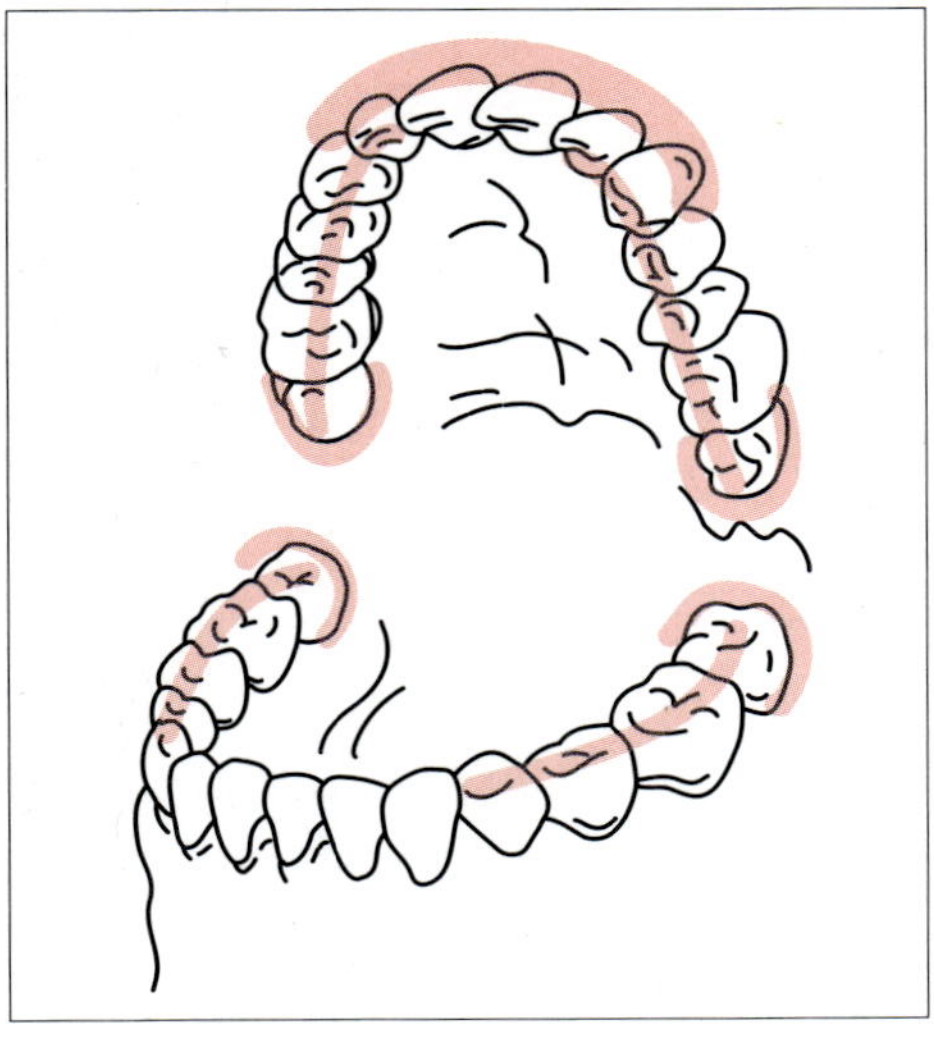

図6　虫歯になりやすい所。

とで、虫歯を防ぐことができます。

また、上の奥歯（奥から1本目）と上の前歯の頬側に虫歯があったり、治療したことが多い場合には、その人の虫歯のリスクは高いことが予想されます。

こうした場合には、定期検診でのフッ素塗布《とふ》や、フッ素洗口液・ミラノールの使用、飲食回数の制限などの食生活の見直し、ブラッシングなどに注意が必要です。

また、年を重ねて歯の根の部分が見えてくると、そこはとても虫歯になりやすいので、特に注意が必要です。

医療にかける時間とお金は、なるべく少ない方が良いでしょう。だからこそ、今あるつめものやかぶせものを長持ちさせること、そのために必要な知識を皆さんに知ってほしいのです。

私たち大人に生えている歯の見えている所の大部分はエナメル質です。この永久歯のエナメル質に比べて、次の4つは酸に溶けやすい（虫歯になりやすい）のです。

・象牙質
・セメント質
・幼若永久歯（生えて間もない永久歯のこと）
・乳歯

そのため乳歯列期の幼児や、歯根面の露出が見られる方（歯周病にかかって歯根が見えている人、年を重ねて歯根が見えてきた人）は、よりいっそうの注意が必要だと考えられます。

このような部分の虫歯予防には、来院してのフッ素塗布や、ミラノールによるフッ素洗口が有効です。

フッ素で虫歯を予防する

虫歯は、脱灰・均衡・再石灰化という、溶けて、溶けるのが止まって再び固まるという、流動的な過程の病気だということは前にも述べましたが、最初の脱灰は、耐酸性の低い部分から始まります。

その後の再石灰化の際に固まる部分は、耐酸性が高まります。特に微量のフッ素が存在すると、エナメル質の主成分であるハイドロキシアパタイトがフルオロアパタイトになり、より耐酸性が高まります。

耐酸性が高まるというのは、酸によって溶けにくくなる、つまり虫歯になりにくくなるということです。脱灰と再石灰化を繰り返すたびに歯質の耐酸性が増し、成熟していくのです。

ちなみにこれは、子どもの頃は虫歯を数多く経験された方が、ある程度の年齢になると虫歯になりにくくなる理由でもあります。青年期から壮年期にかけてが、その時期です。歯の成熟には時間がかかるということですね。

このことから、虫歯予防により有効なのは、ミラノールによる毎日のフッ素洗口であることがわかると思います。

ミラノールはちょっと……という方は、歯磨き粉を選ぶ際に、フッ素が入っているものを使われると良いと思います。

年を重ねた方が虫歯で苦労することもありますが、こうした場合、虫歯になりやすい原因として考えられるのは、歯根面の露出以外にも様々な原因による唾液分泌の減少などが考えられます。口の周りの筋肉のゆるみによって唾液の流れが変化し、歯の表面、特に歯頸部《しけいぶ》（歯と歯肉の境目付近）が唾液におおわれにくくなるので、再石灰化作用が生じにくくなるのです。

さらに、この部位には食べた物のかけらがたまりやすいので、相乗的に虫歯のリスクが高くなります。

歯周病はこうして進行していく

みがき残しが細菌のかたまりに

歯周病とは「歯の周りの組織の病気」ということで、虫歯と並んで歯科の二大疾患とされています。この歯周病は、どのように進行していくのでしょう。

まず、ものを食べたり飲んだりすると、歯と歯肉の間の溝（歯肉溝、歯周ポケットと呼ばれる）などに汚れがたまります。また、歯と歯肉の間の溝は、ブラッシングする際に、みがき残しがお

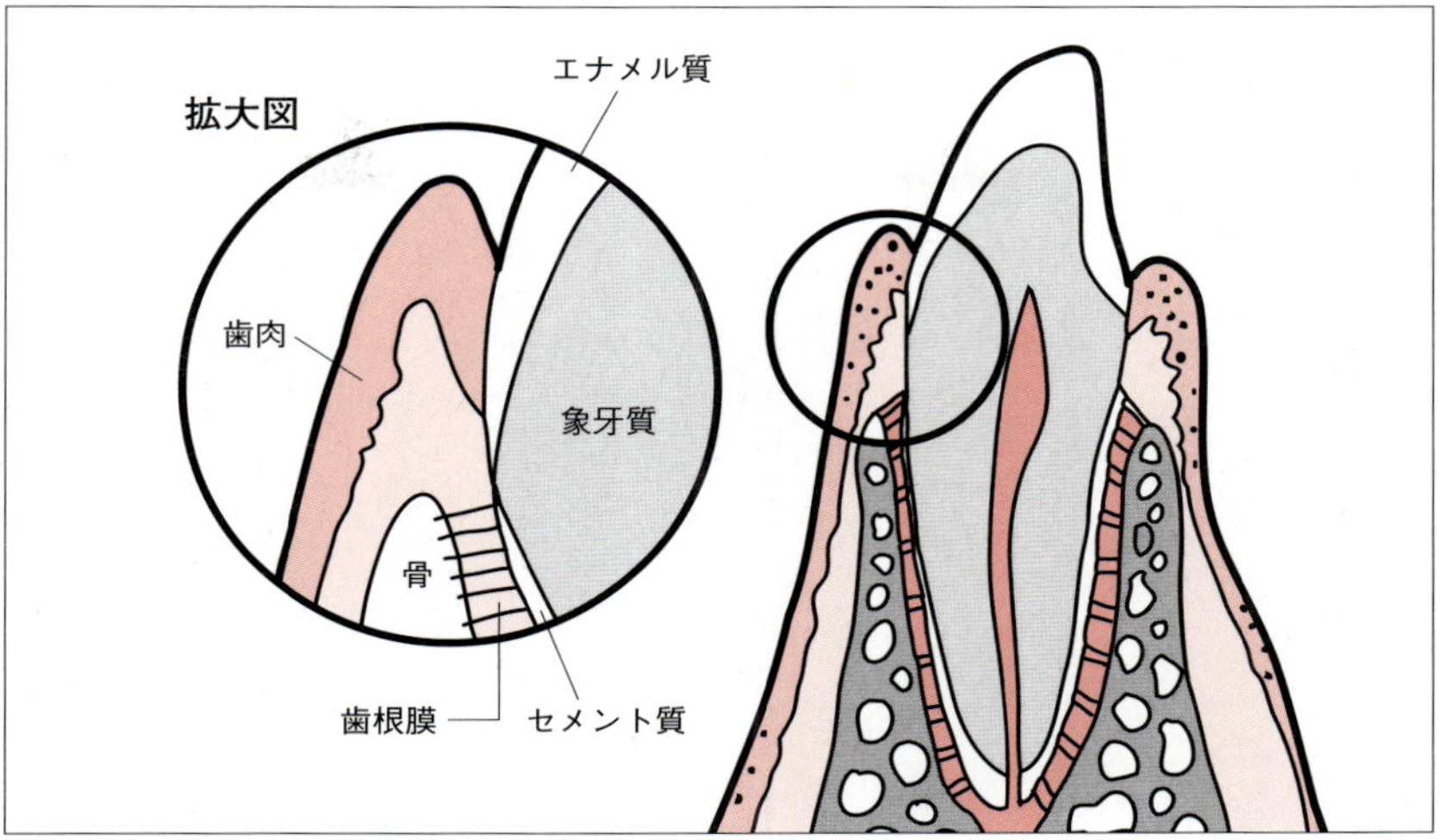

▲図7　下の前歯を横から見た所。歯を支える歯周組織は、歯と接しているなど、歯のとても近くにある。

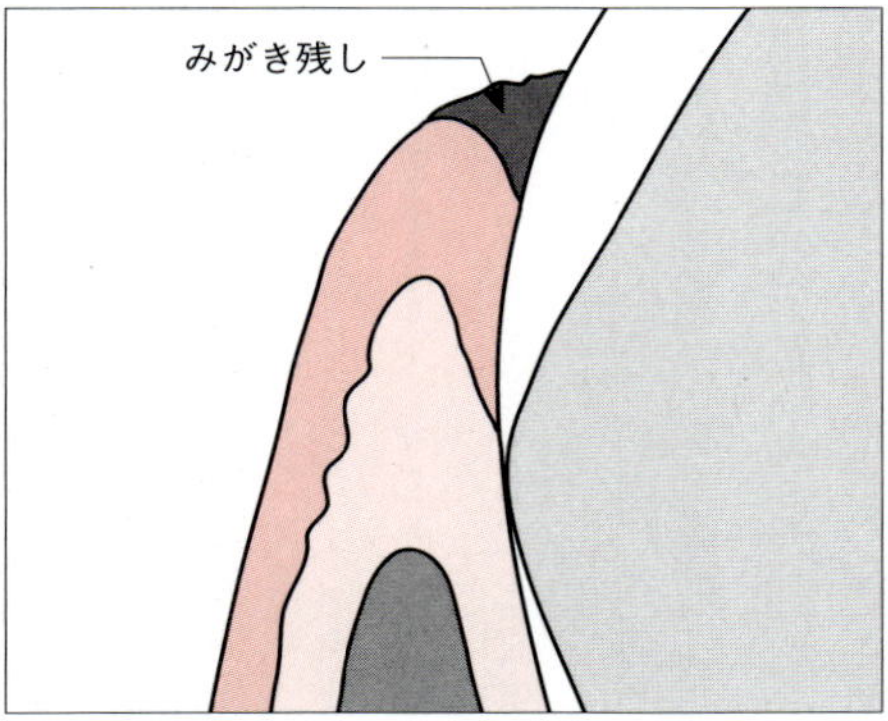

◀図8　歯と歯肉の溝にみがき残しができる。

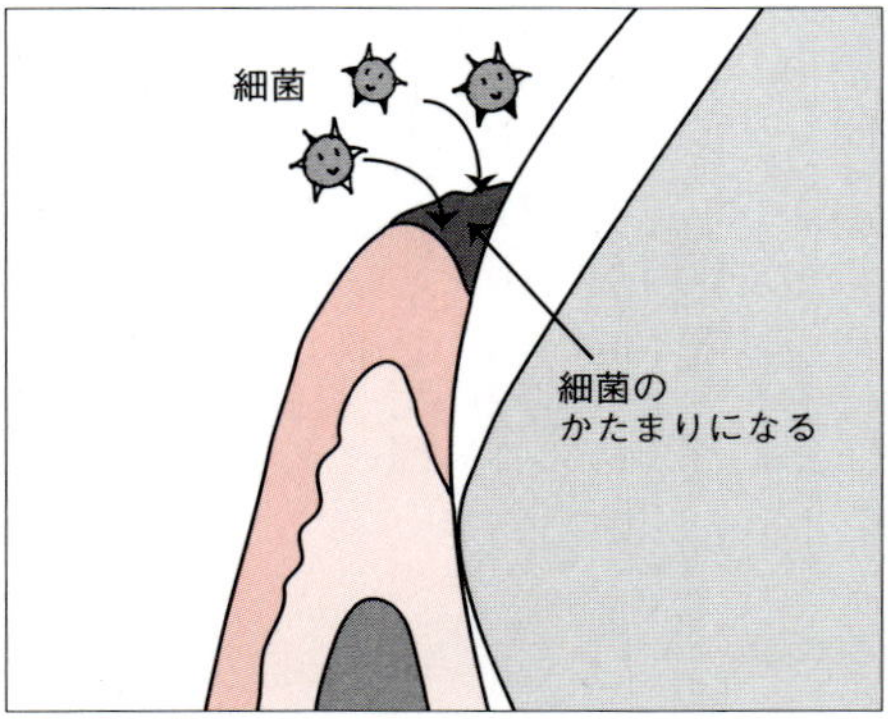

図9　みがき残しの中に唾液中の細菌が入り込む。

きやすい場所でもあります。【図8】
このみがき残しの中に、唾液中の細菌が入ってきます（唾液の中には雨粒1滴ぐらいの中に10億という数の細菌がいるのが普通）。つまり、このみがき残しの部分は細菌のかたまりになっていくわけです。【図9】
細菌も私たちと同じように生きています。生きているということは、私たちが出す汗や老廃物のように、細菌たちもいろいろな代謝《たいしゃ》産物を出したりするということです。これが口の中に出ていって、歯肉や歯に触れたりします。
この細菌たちの汗であったり、老廃物であったりするものが、歯肉にとっては毒の役割をします。【図10】そうすると歯肉にはどんな変化が生じるのでしょう。
そうです、歯肉が腫れて充血・うっ血してくるのです。歯肉は、この毒を洗い流すために、新しい血管をつくって新鮮な血液をたくさん流していきます。
しかし大急ぎでつくられた血管は、壊れやすかったり血が出やすかったりするため、よけいにうっ血していきます。これが「歯肉炎」という状態です。【図11】

歯肉炎が悪化し、歯石ができる

歯肉が腫れることで、歯と歯肉の間の溝が深くなったりして、よりみがき残しができやすい状態になります。

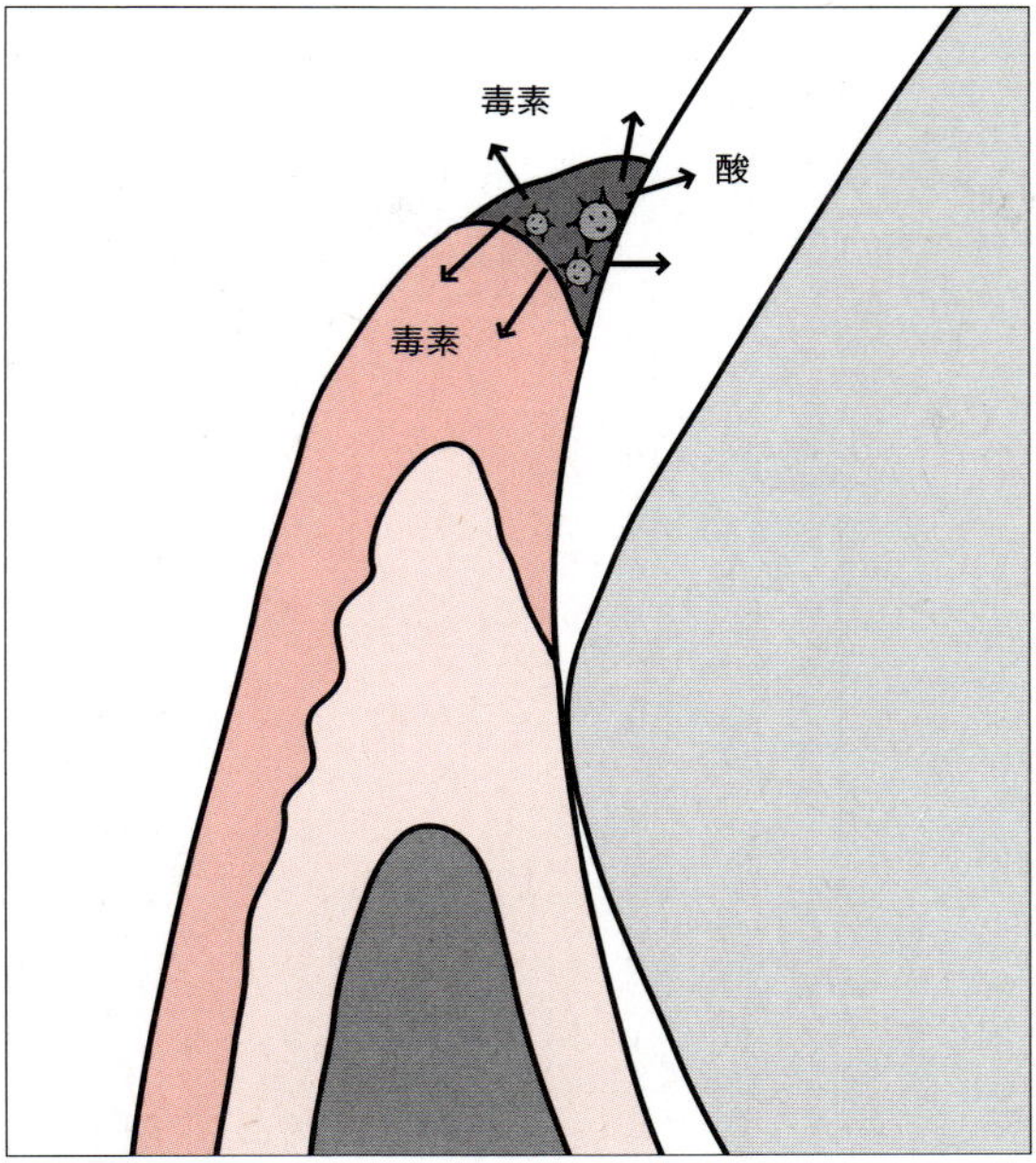

図10　細菌は、酸や毒素など、いろいろな代謝産物を周囲にまきちらす。毒素は歯肉に対して毒の働きをし、口臭の原因にもなる。また酸で歯が溶けて虫歯になる。

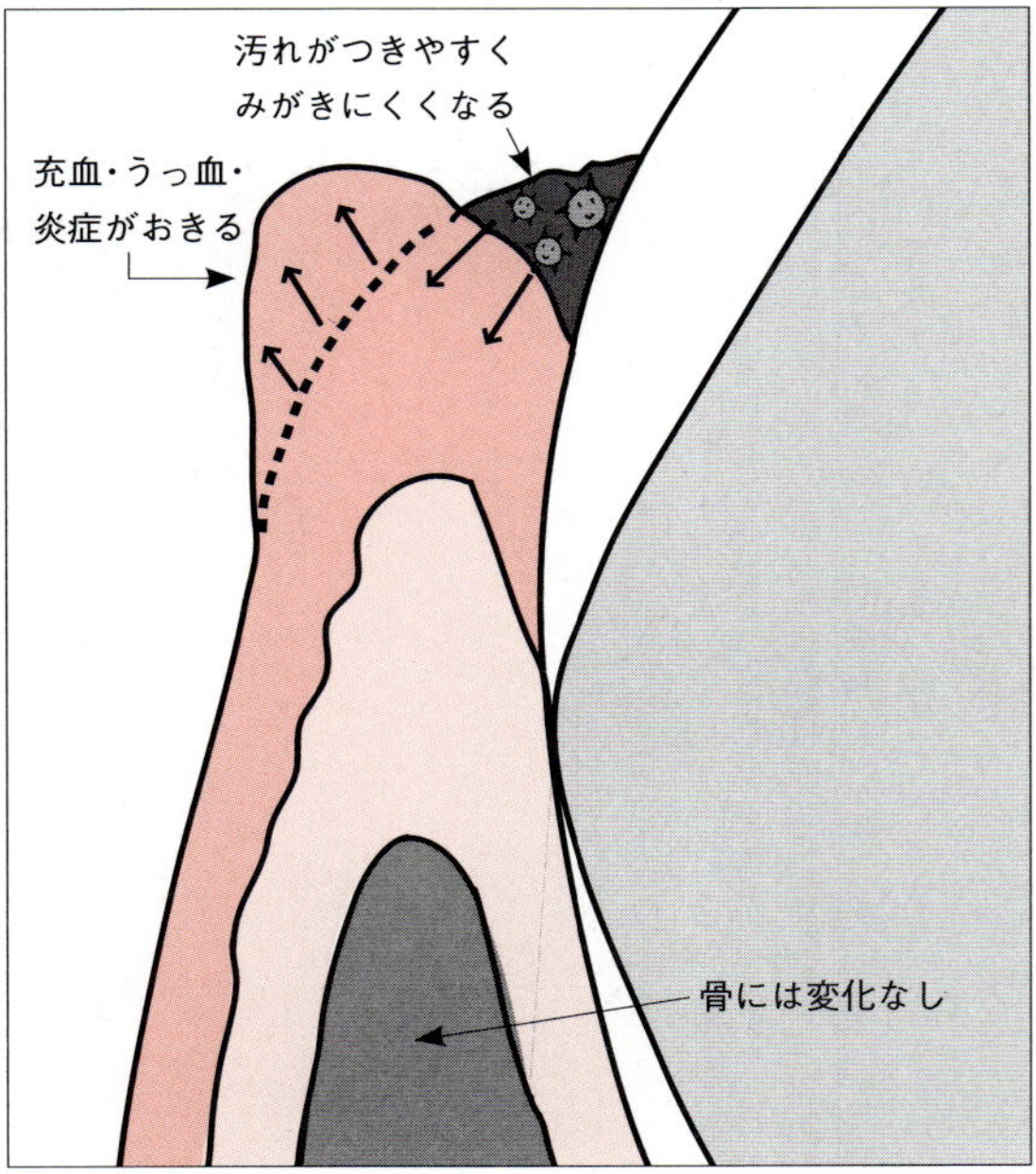

図11　細菌の出す毒が歯肉に触れたり侵入したりすることで、歯肉が腫れてふくらみ、血が出やすくなって炎症が生じる。

そうして、ますます汚れが降り積もった結果、細菌たちが出す毒素の量も増加します。増加した毒素を洗い流すための血液も、さらにたくさん必要になってくるため、よりいっそう腫れてきます。【図12】

汚れが重なってくると、その表層には唾液中のカルシウムなどが沈着して硬くなっていきます。これが「歯石」で、この歯石の状態になってしまうと、歯ブラシでみがいてもとれなくなってしまいます。このような状態になる前に対処することが大切なのです。【図13】

こうしたことが何度も繰り返されると、毎日の積み重ねで、最初についた汚れの部分には空気が触れなくなってきます（口腔内は普通、空気に触れている）。

そうすると、空気がない所で元気になる細菌（嫌気性細菌という）が増えてきます。この嫌気性細菌が出す汗や老廃物（毒素）は、よりいっそう、歯肉などに対して毒性が強いのです。【図14】【図15】

歯を支える骨が壊れはじめる

こうなると、歯肉が腫れる（新しいが弱々しい血管をたくさんつくって、新鮮な血流を増やす）だけでは対応できなくなってきて、今度は歯を支える骨が壊れはじめます。【図16】

これは自分自身の身体を、必要に迫られて壊していくのです。なぜなら爪や髪の毛と同様に、歯は身体の付属器だからです。

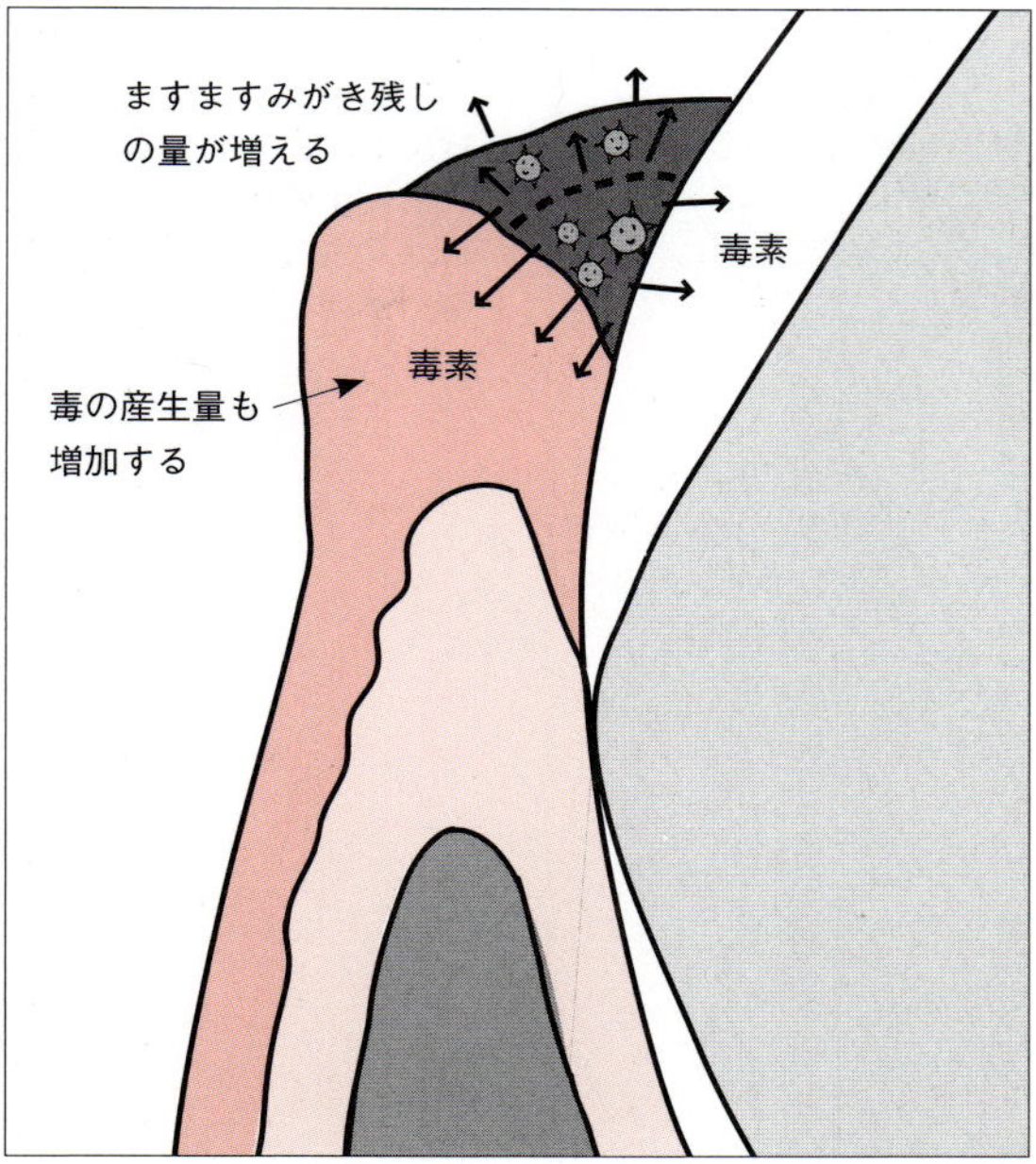

図12　腫れた歯肉は、ますます汚れがつきやすく、みがき残しができやすい形になっていき、より多くの細菌による毒素が歯肉に影響を与えるようになる。

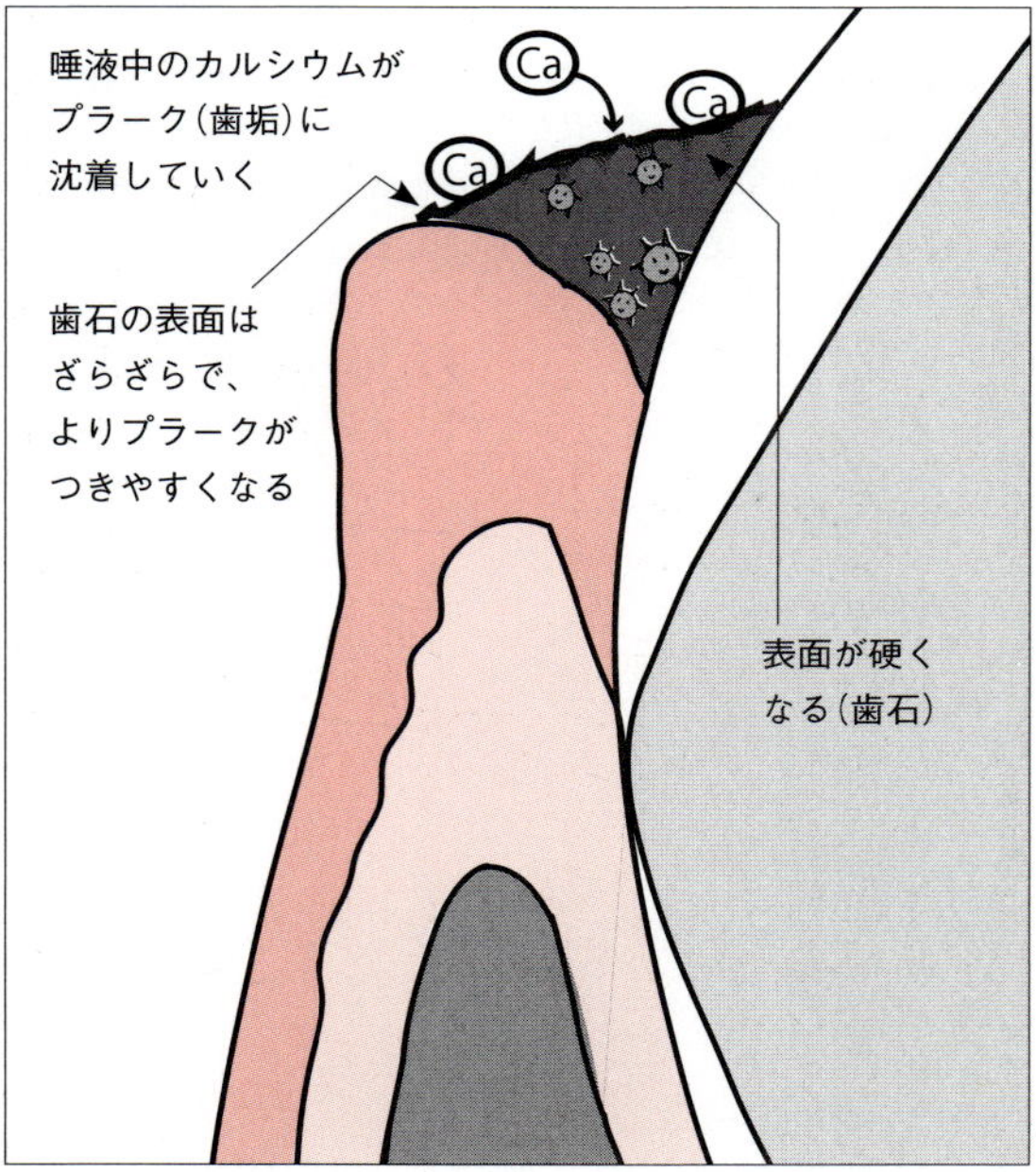

図13　いつも同じ所にみがき残しがあると、その表面に唾液中のカルシウムなどが沈着して硬くなってしまう（これが歯石）。

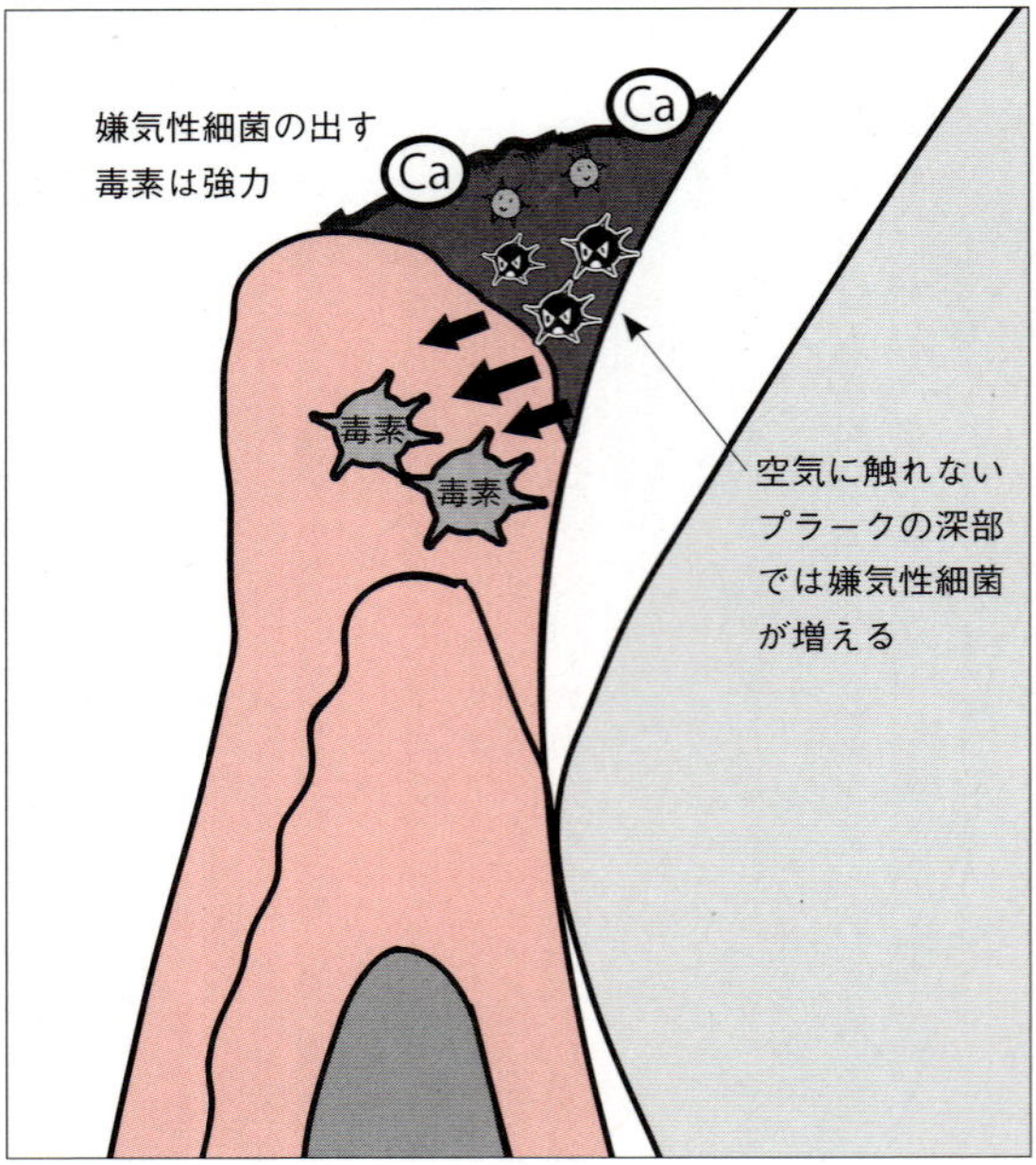

図14　みがき残しが何層にも降り積もると、初めについたみがき残しは空気が触れにくい環境になり、より毒性の強い菌（歯周病原菌）が増えてくる。

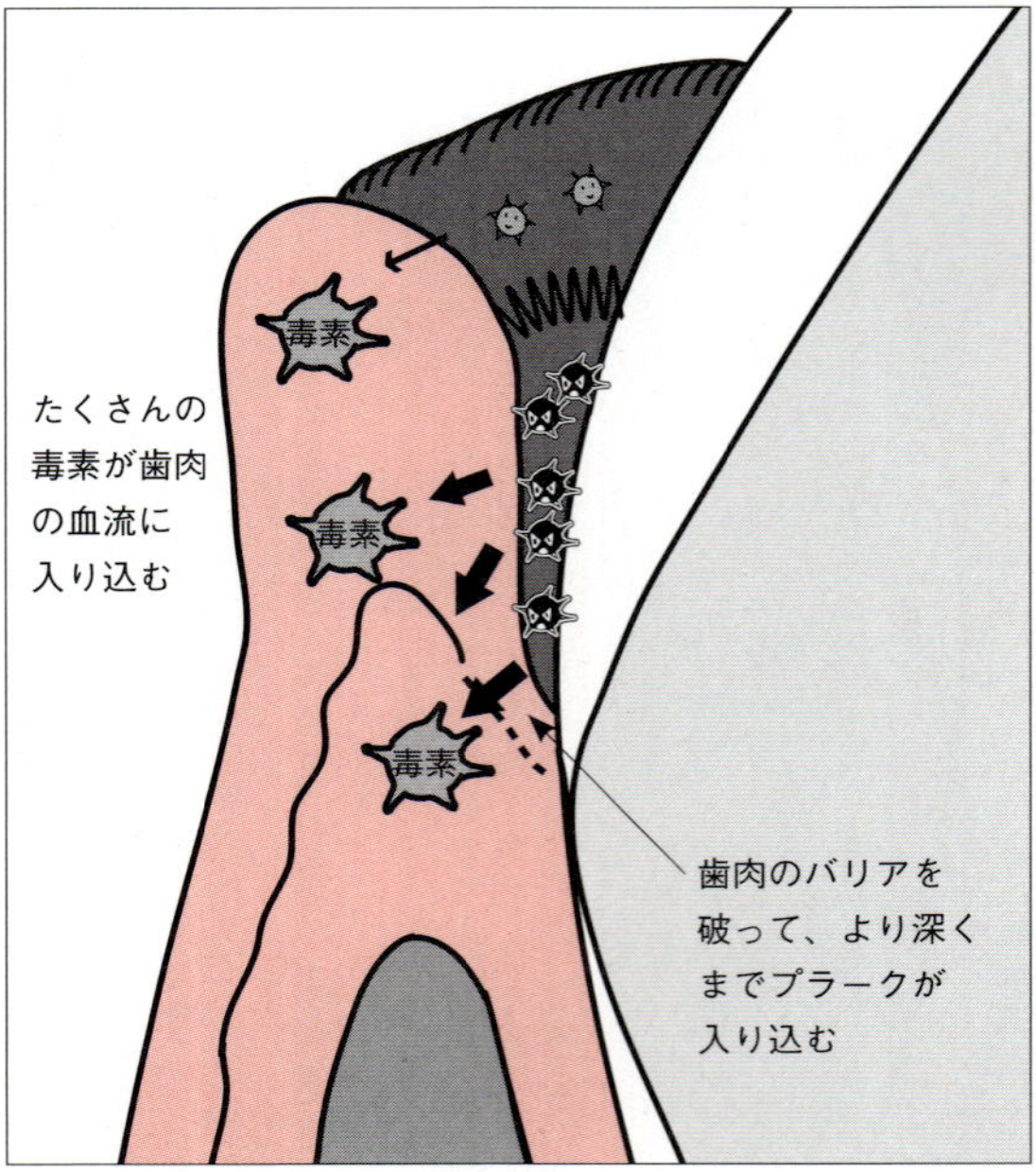

図15　表面が歯石でガードされているため、ブラッシングしても汚れはとれない。空気が触れにくい深部には、より毒性の強い菌が増える。そのため歯肉に多くの毒素が入り込み、歯と歯肉とのバリアが壊されていく。

最も大切な脳や心臓などの臓器を守るために、私たちの身体は、骨や筋肉といった骨格で囲まれています。しかし、付属器である歯がなくても、生命活動上には支障がないことを、身体は知っています。ですから、歯があればより機能的だが、なくても平気だと、身体が判断するのです。

歯と歯肉の境目にプラーク（歯垢）がつき、そこから歯肉や骨にまで炎症が生じます。つまり歯があるために、身体（血液中）に細菌が進入してくるのです。

歯がなくなれば、これらの細菌がすみつく場所もなくなることを、身体はわかっています。歯のない部分の歯肉や頬には細菌はつくことができず、飲み込まれて胃液の酸で多くが死滅していきます。

そこで、身体から歯を外してしまおうという反応が起こります。この反応が歯周炎です。つまり、歯周病とは歯を支える骨が壊れることなのです。

歯を支える骨が壊れはじめると、プラークはこの壊れた部分、骨がなくなった部分にまで侵入してきます。これが繰り返されて、歯を支える骨が大きくなくなると、歯はグラグラと動揺してきます。【図17】

毎日の汚れをしっかりとる！

歯肉の中に侵入してきた毒素や細菌は、歯ブラシではとることができません。ですから、歯肉と歯の間に存在する汚れや歯石は、麻酔をかけるなどして専門家である歯科医師や歯科衛生士に

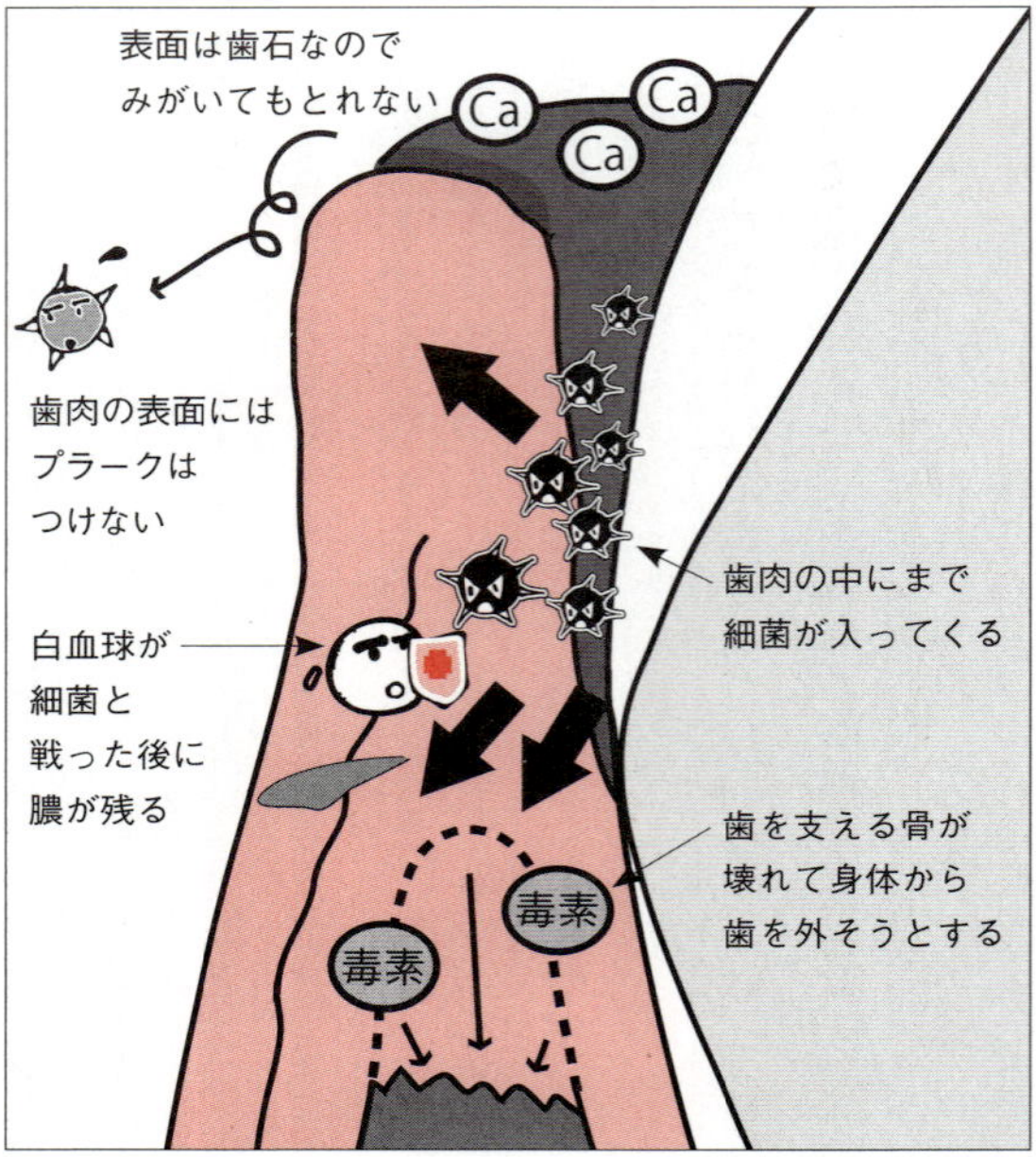

図16　さらに病状が進行すると、細菌による毒素は、歯肉だけでなく、歯を支える骨や歯根表面にまで悪影響を与える。その結果として、歯を支える骨が壊れていく。

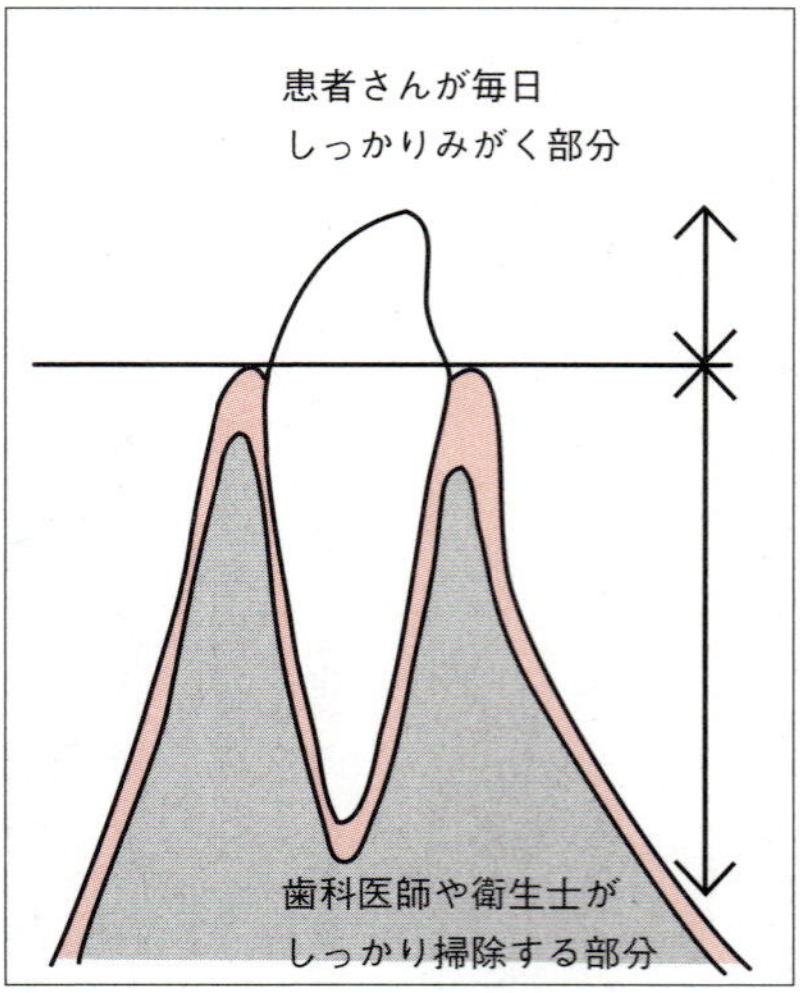

図18　歯周病の予防・治療には、患者と歯科医療担当者との協力が重要。ブラッシングは患者自身にしかできないし、これに勝る方法はない。

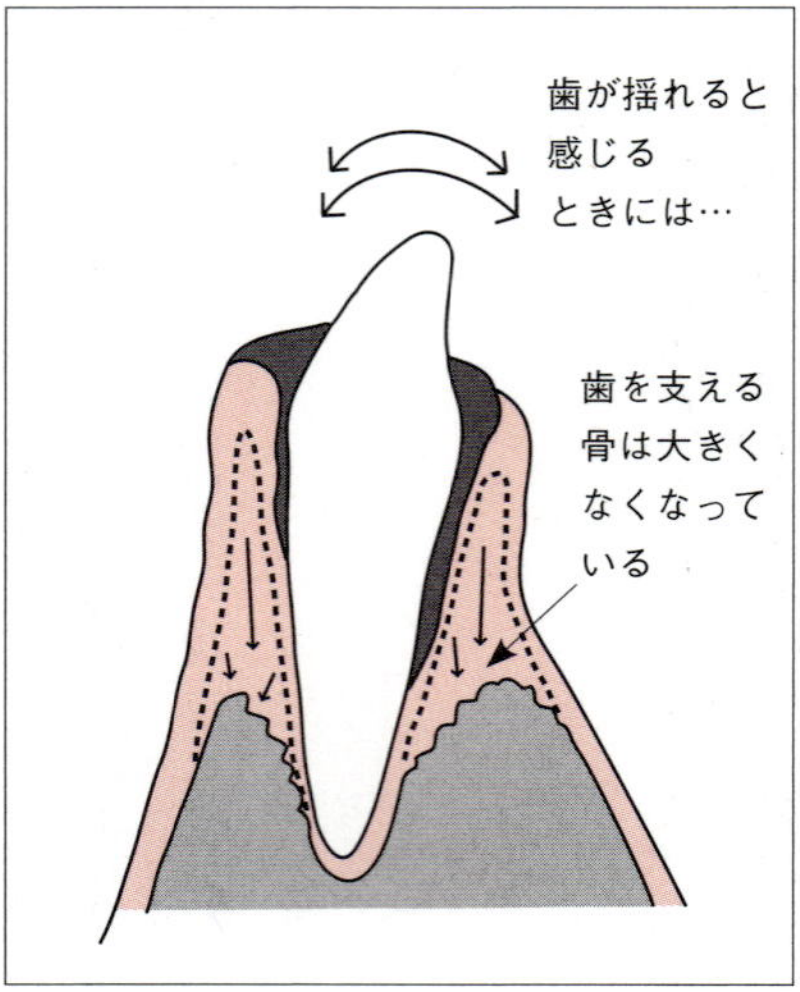

図17　歯周病とは、歯を支える骨を壊す病気である。

とってもらうことが大切です。

一方、歯肉の上の部分についている汚れは、患者さんが毎日みがいてとることが大切で、この「毎日みがく」ことは患者さんにしかできないことでもあります。

歯周病の予防に最も大切なのは、この最初に降り積もる汚れを、毎日しっかりとみがいて清潔にするということです。なぜなら、骨が壊れた状態になってしまっては、私たち歯科医師や歯科衛生士が歯肉の中の隠れた汚れをとり、歯肉より上の汚れをしっかりとみがいて清潔にしたとしても、壊れた骨を元に戻すことはできないからです。【図18】

腕の骨折などで折れた所は骨が強くなって治っていきますが、歯周病で壊れた骨は元には戻りません。これは歯周病が、その歯があるせいで身体の中に細菌や毒素が入ってきている、だから身体から歯を外そうとしたもので、自分自身で歯を支える骨を壊しているからです。

つまり、必要に応じて身体が壊したものなので、元には戻らないのです。したがって、歯周病は進行を止めることが第一目標の病気ということになります。

だからこそ、骨が壊れる前の初めについた汚れを毎日しっかりときれいにして、歯肉と歯の間まで深く汚れや歯石がつかないようにしてほしいのです。

汚れがつきやすい所

歯の中には、どうしても汚れがつきやすく、みがき残しが出やすい所があります。

【図19】は下の前歯を前から見た所です。このような歯と歯の間は歯ブラシでみがきにくく、虫歯にも歯周病にもなりやすい所です。

【図20】は下の前歯を上から見下ろした所です。こうした、みがきにくい歯と歯の間の部分に、どうやって歯ブラシの毛先を入れるかが大事です。ここが虫歯になると表面が粗造になり、汚れがよりつきやすくなって、歯周病を誘発しやすい環境になるからです。

【図21】は歯を横から見た所です。歯と歯肉の境目を、毎日しっかりきれいにすることが、歯周病予防につながります。

歯周病予防のためのブラッシング

ブラッシングの大切なポイント

では歯周病を予防するには、どのようなことに気をつけてブラッシングすれば良いのでしょう。以下に詳しく説明していきます。
①まず歯ブラシの毛先をしっかり歯に当てて、歯肉が少し白くなるくらいの力加減でみがいていきます。【図22】

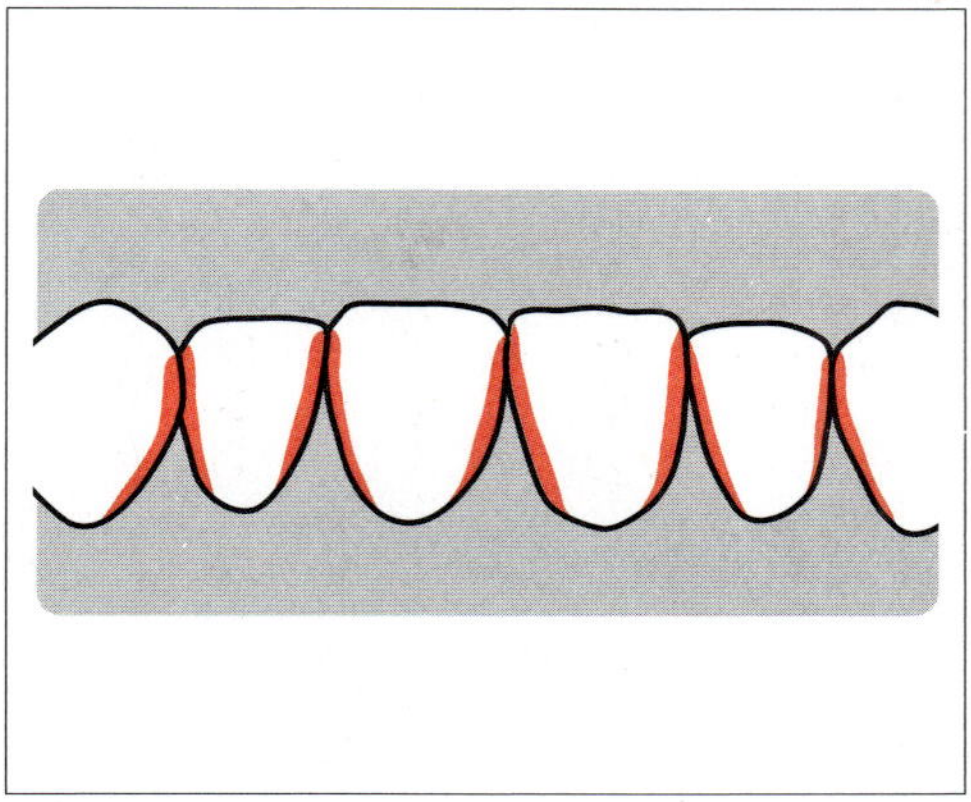

図19　下の前歯を前から見た所。歯と歯の間はみがきにくく、虫歯にも歯周病にもなりやすい。

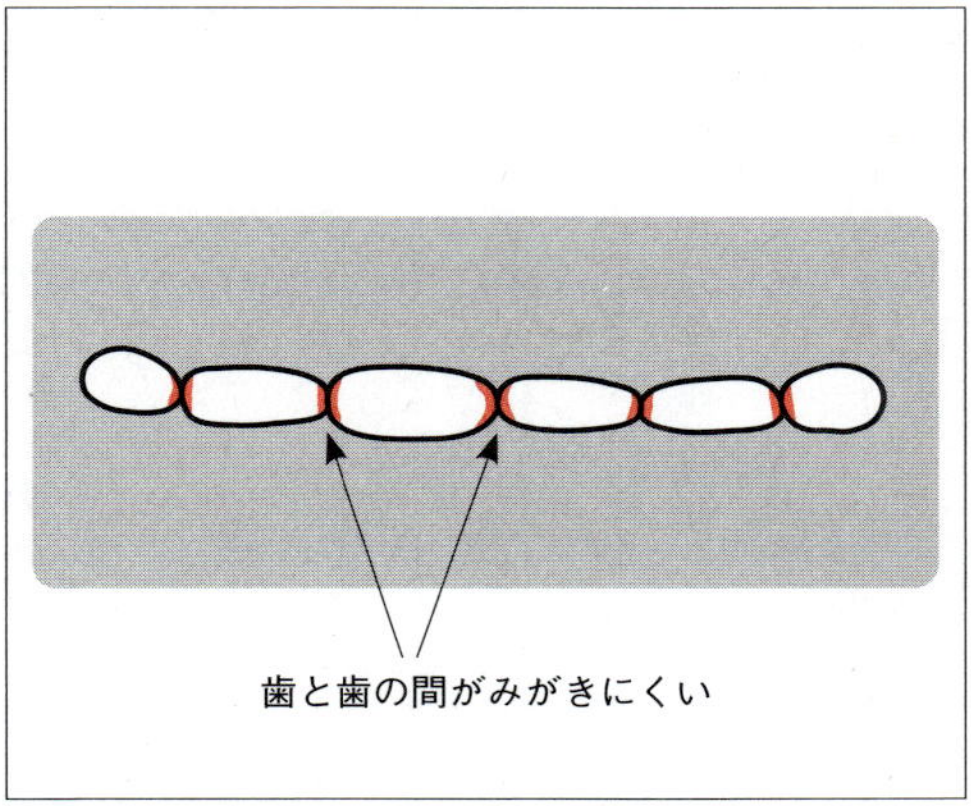

図20　下の前歯を上から見下ろした所。歯と歯の間に虫歯ができると、汚れがよりつきやすくなり、歯周病になりやすい環境になる。

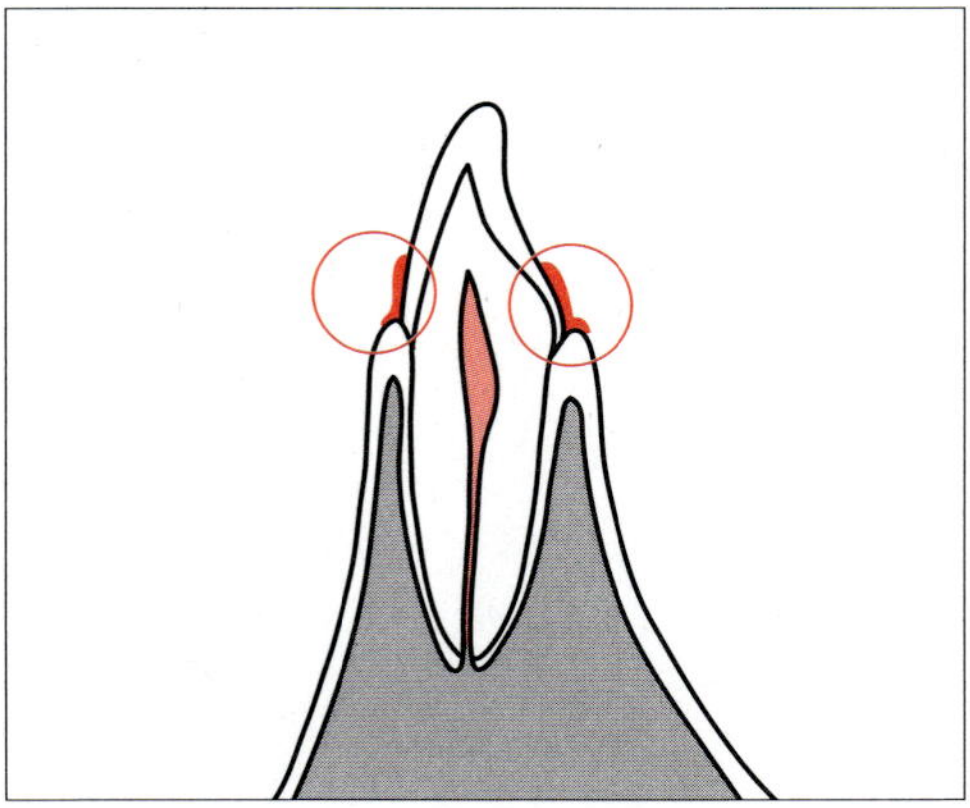

図21　歯を横から見た所。歯と歯肉の境目を毎日きれいにすることが、歯周病の予防につながる。

②下の奥歯をみがくときは、口を閉じ気味にすれば歯ブラシが真横に届きます。まずは指で触って確かめてみてください。【図23】

ここで大切なのは、歯の曲面を意識することです。曲面に合わせて歯ブラシを動かすイメージを持ちましょう。後ろをみがくときは、後ろに傾けて当てていきます。【図24】

③歯の側面をみがくときは、歯ブラシをまっすぐに当てていきます。【図25】

④歯の手前側の側面をみがくときは、歯ブラシも手前に傾けて振動させるようにみがいていきます。【図26】

⑤1本みがきおえたら、1つ手前の歯に歯ブラシを移して、同じ動作を繰り返します。【図27】

⑥下の奥歯の舌側へ歯ブラシを当てるときは、歯ブラシを立てて使うのがポイントです。奥・横・手前と、歯の曲面に沿って当てていくのは今までと同じです。【図28】

⑦最もみがき残しが多い奥歯の裏側は、歯の手前の曲面まで、しっかり歯ブラシの毛先を入れるようにイメージしましょう。まずは指で自分自身の歯を触ってみましょう。【図29】

⑧歯の裏側をみがくときは、なるべく歯ブラシを立てましょう。【図30】

⑨歯の1番後ろや頬側をみがくときは、なるべく口を閉じて頬を柔らかくします。【図31】

⑩歯と歯の間は、歯ブラシだけでは完全な掃除はできません。歯ブラシに慣れて余裕ができてきたら、デンタルフロスを使ってみましょう。【図32】

⑪下の奥歯のブリッジなどが装着されている所は、特に念入りに歯ブラシを当てましょう。歯間ブラシかワンタフトブラシを使うと、みがきやすいです。【図33】

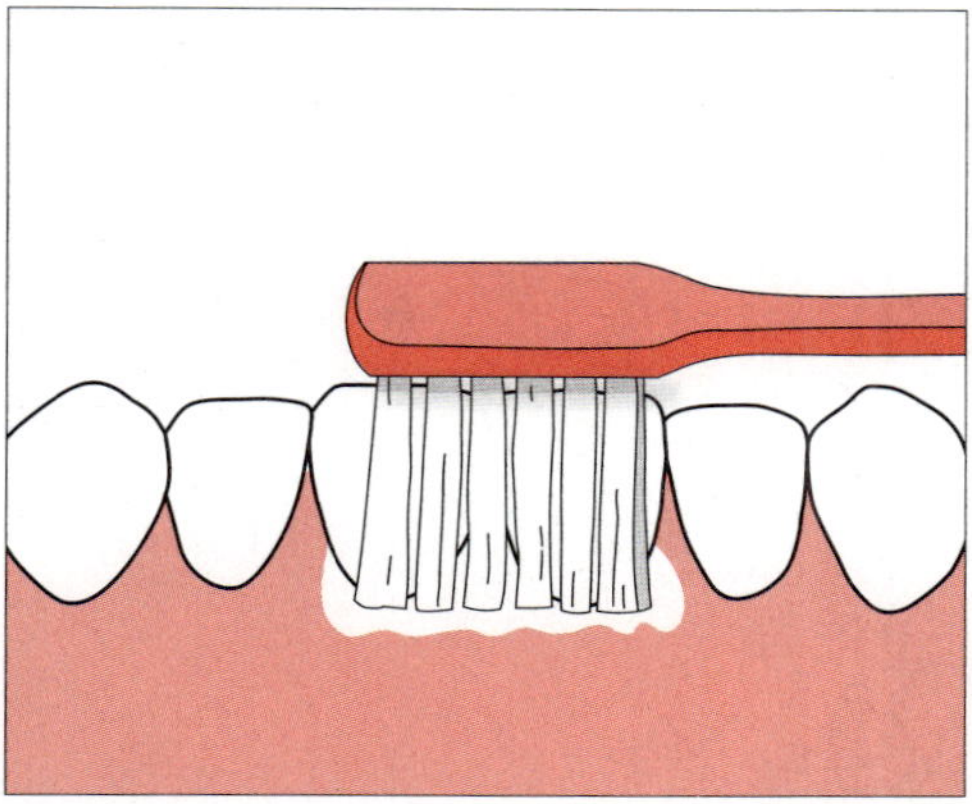

図22　歯ブラシの当て方と力の入れ具合。歯肉が少し白くなるくらいの力かげんでみがいていく。

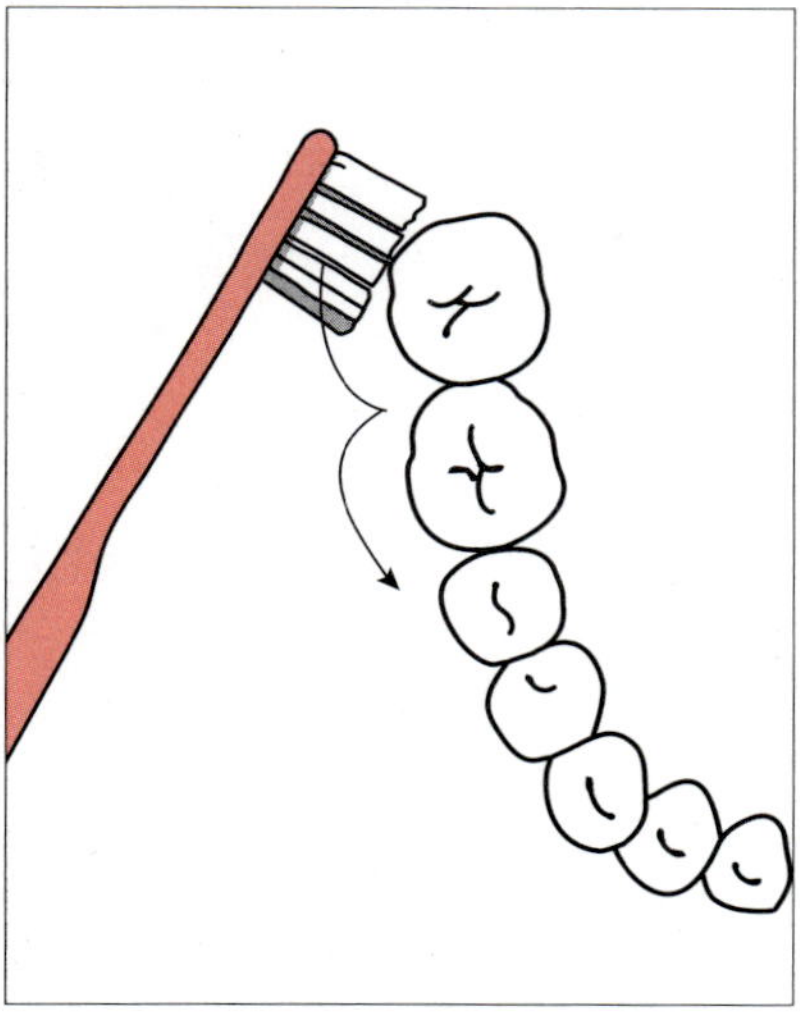

図24　下の奥歯への歯ブラシの当て方②。歯の曲面を意識しながら歯ブラシを動かすことが大切。

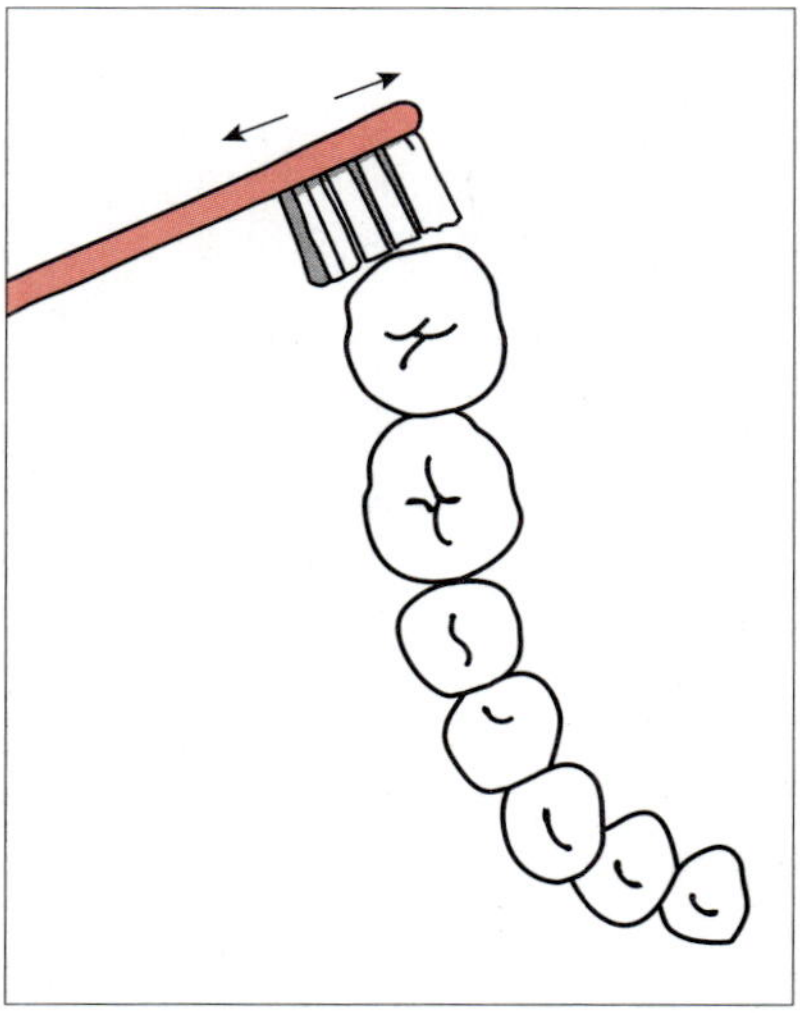

図23　下の奥歯への歯ブラシの当て方①。口を閉じ気味にすれば、歯ブラシは真横に届く。

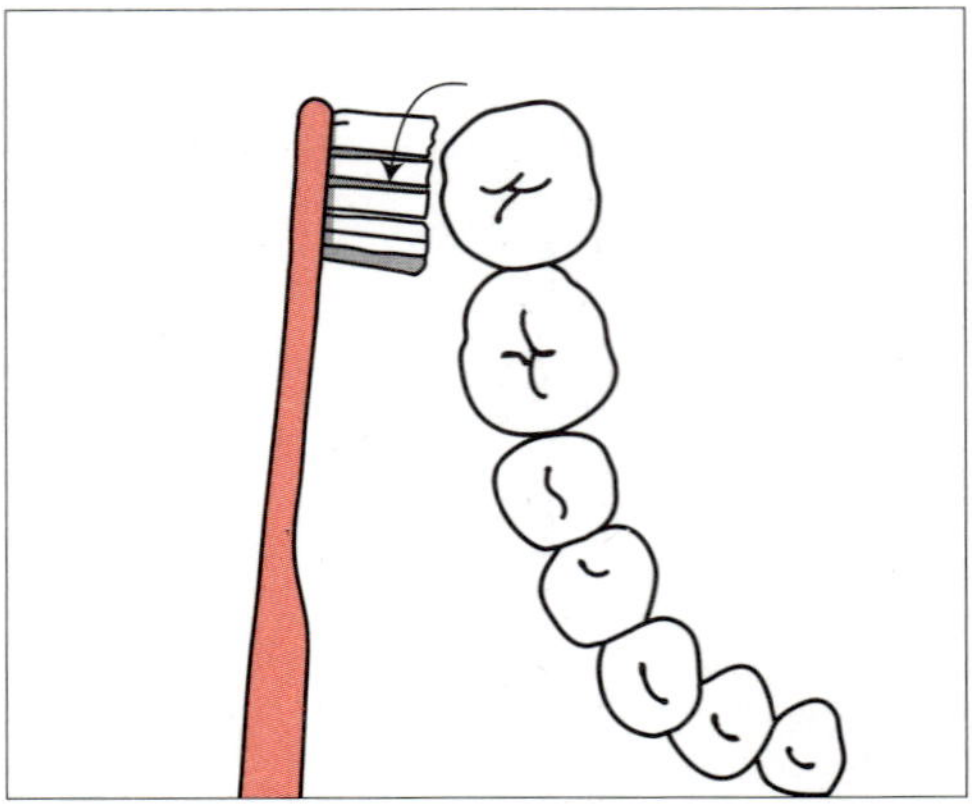

図25　歯の側面のみがき方。歯の側面をみがくときは、歯ブラシをまっすぐ当てる。

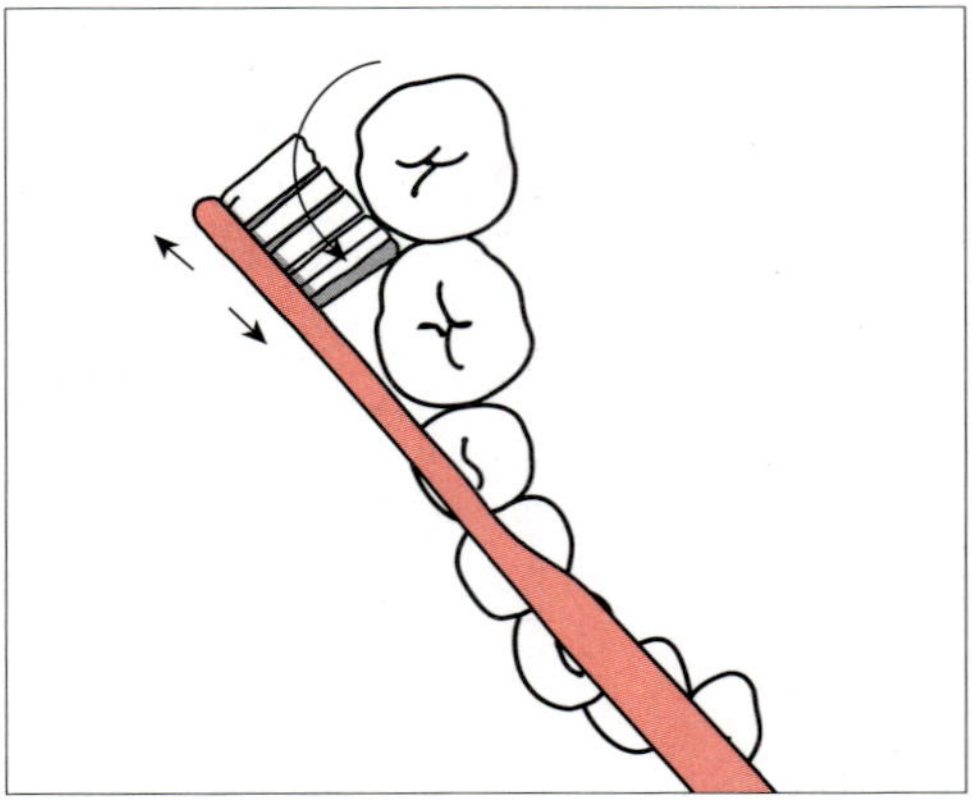

図26　歯の手前側の側面をみがくときは、歯ブラシを手前に傾けて振動させるようにみがいていく。

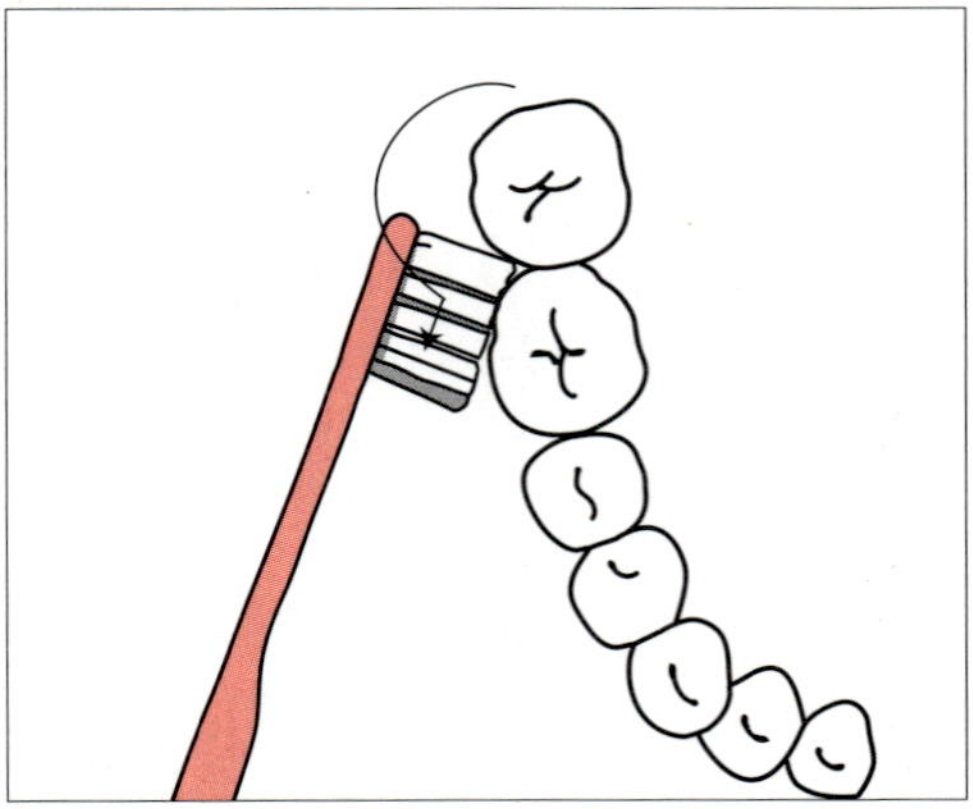

図27　１本みがきおえたら、１つ手前の歯に歯ブラシを移して同じ動作を繰り返していく。

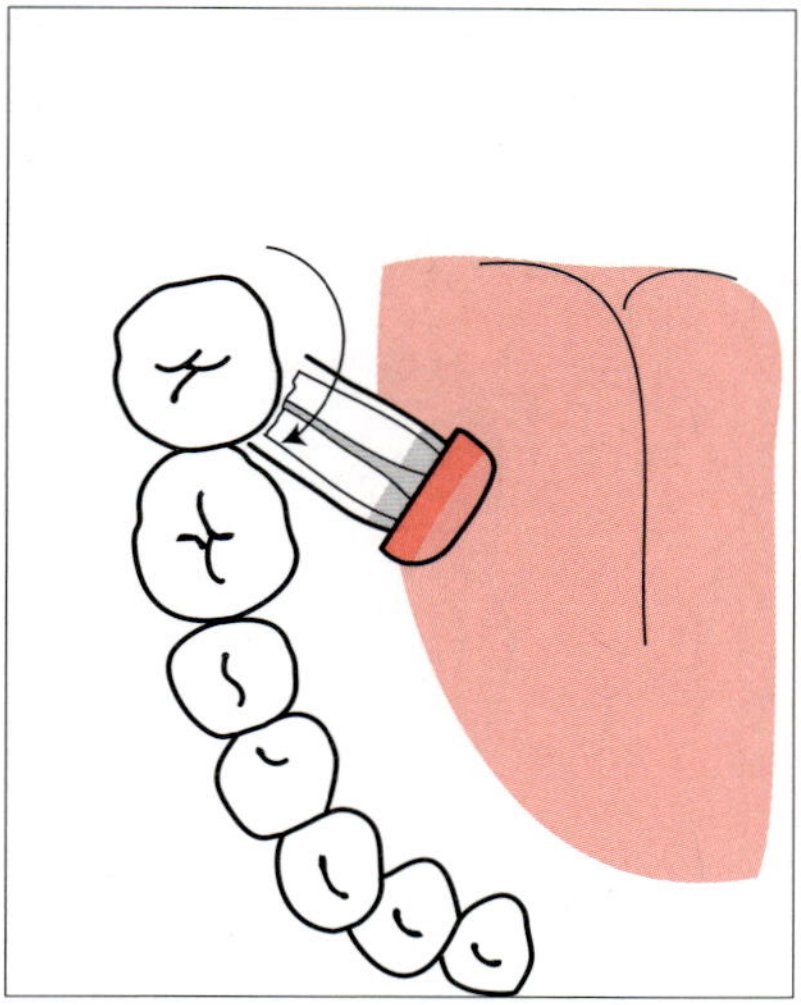

図29　最もみがき残しの多い奥歯の裏側は、歯の手前の曲面に、しっかり歯ブラシの毛先を入れるようイメージする。

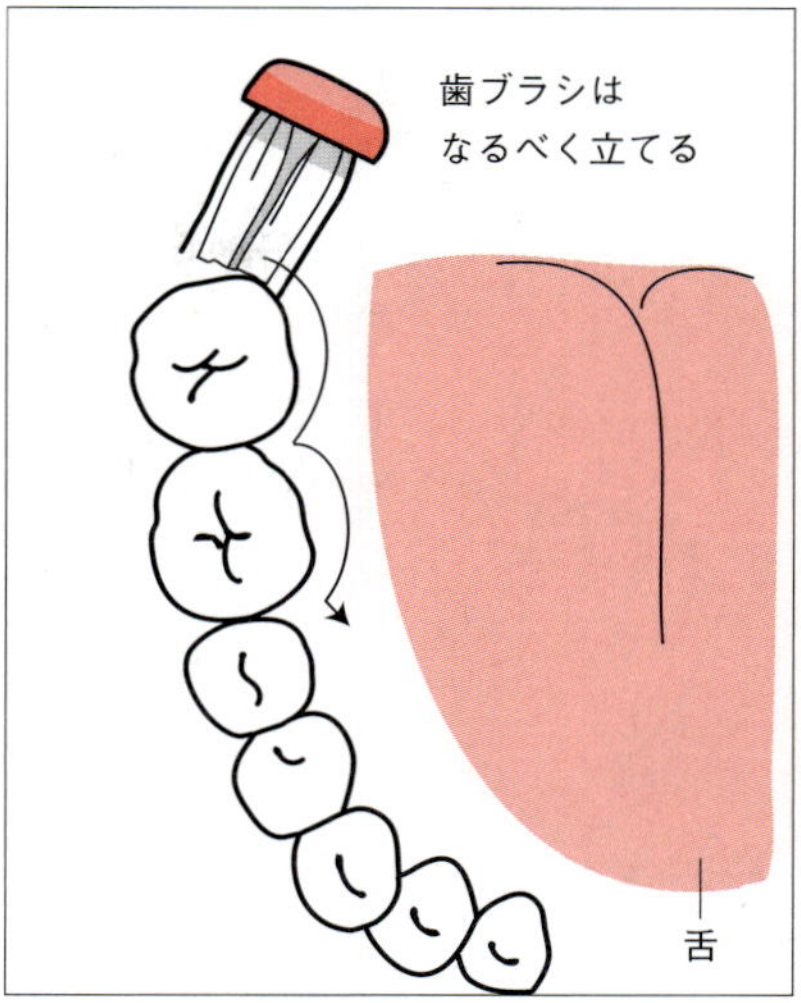

図28　下の奥歯の舌側への歯ブラシの当て方。歯ブラシを立てて使うのがポイント。

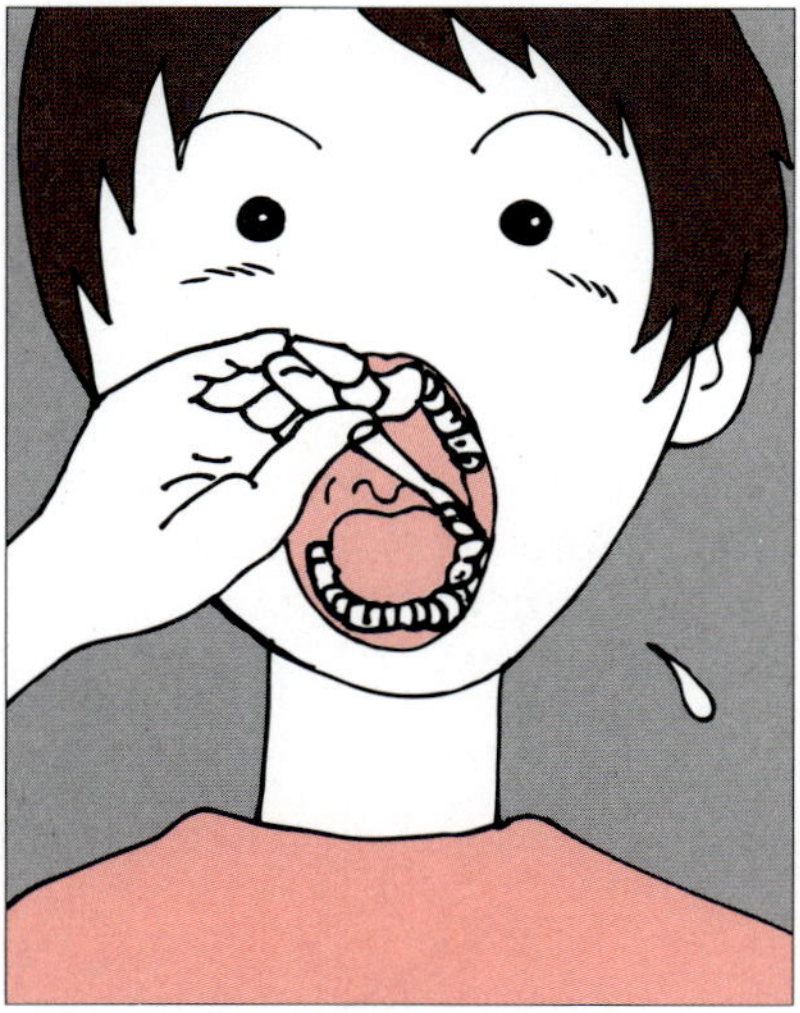

図30　歯の裏側をみがくときは、なるべく歯ブラシを立てる。

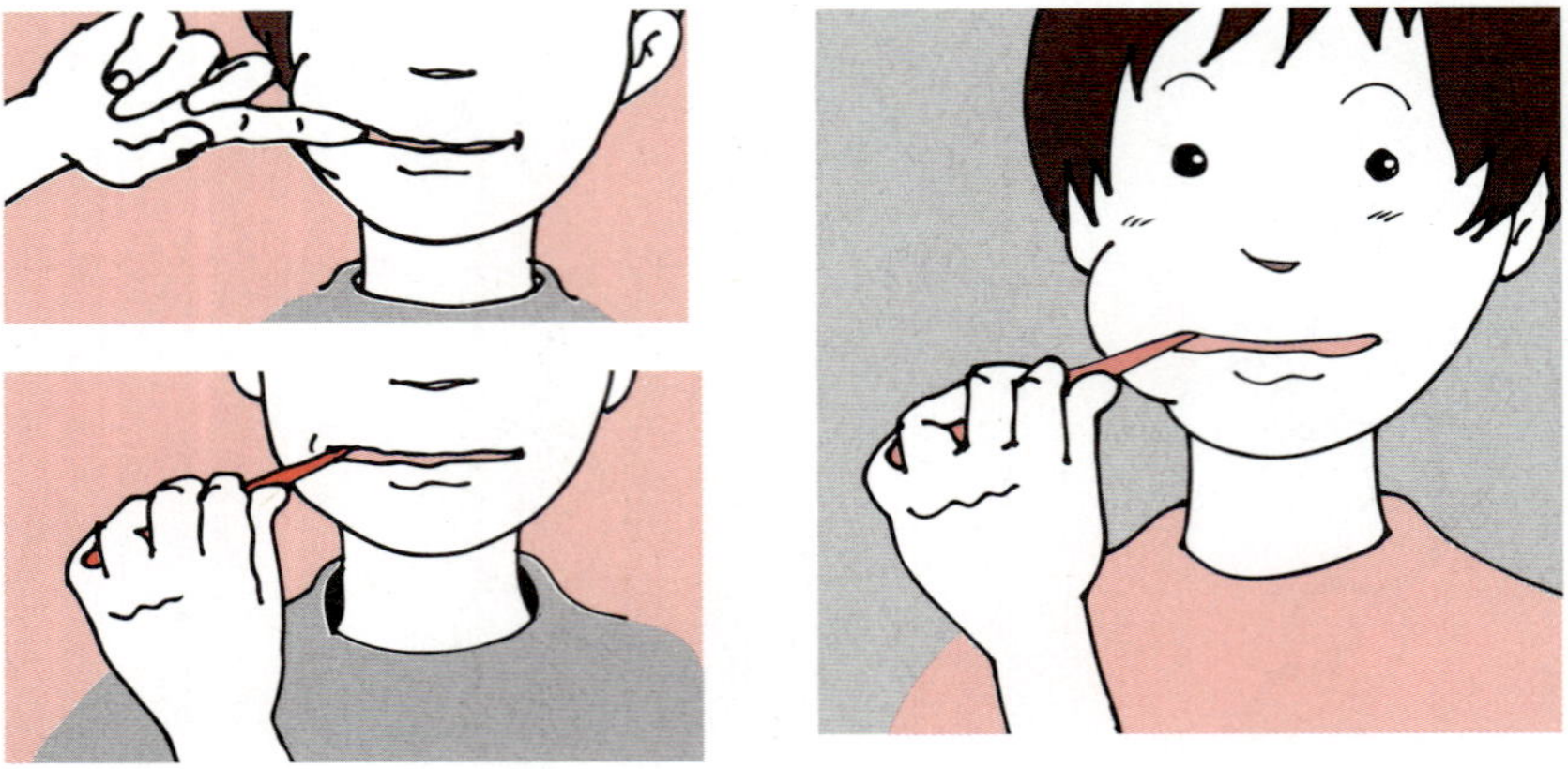

▲図31　歯の１番後ろや、頬側をみがくときは、口を閉じて頬を柔らかくする。

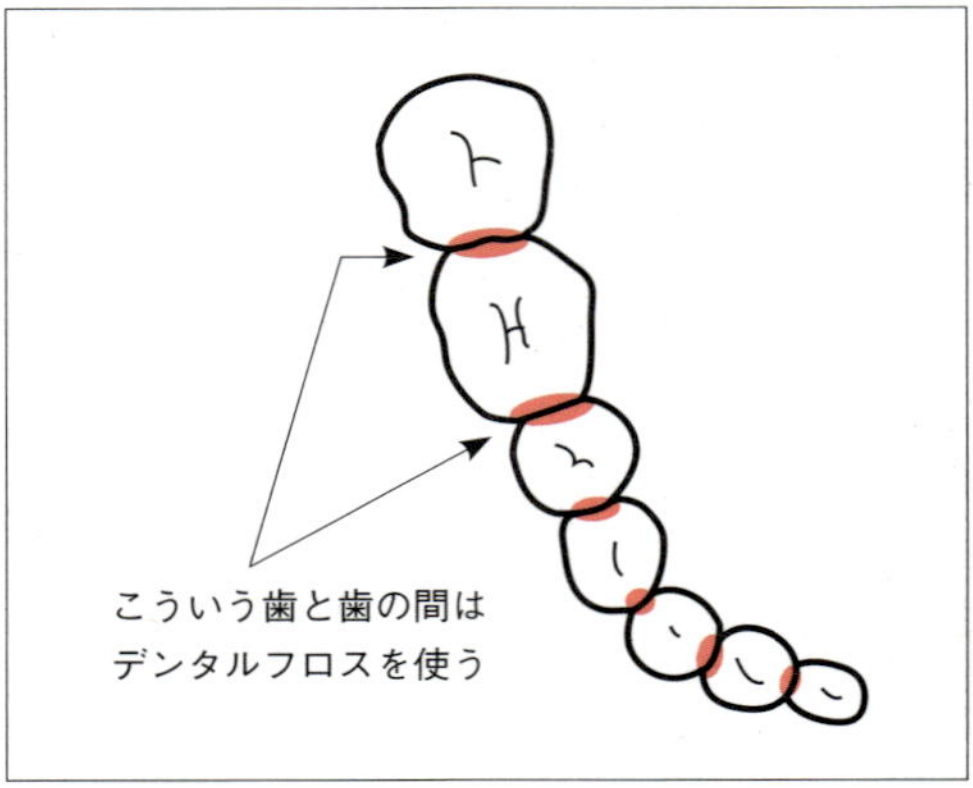
こういう歯と歯の間は
デンタルフロスを使う

◀図32　歯と歯の間をみがくときは、デンタルフロスも使ってみよう。

図33　下の奥歯にブリッジがあるとき、赤丸のような部分は歯間ブラシかワンタフトブラシを使うとみがきやすい。

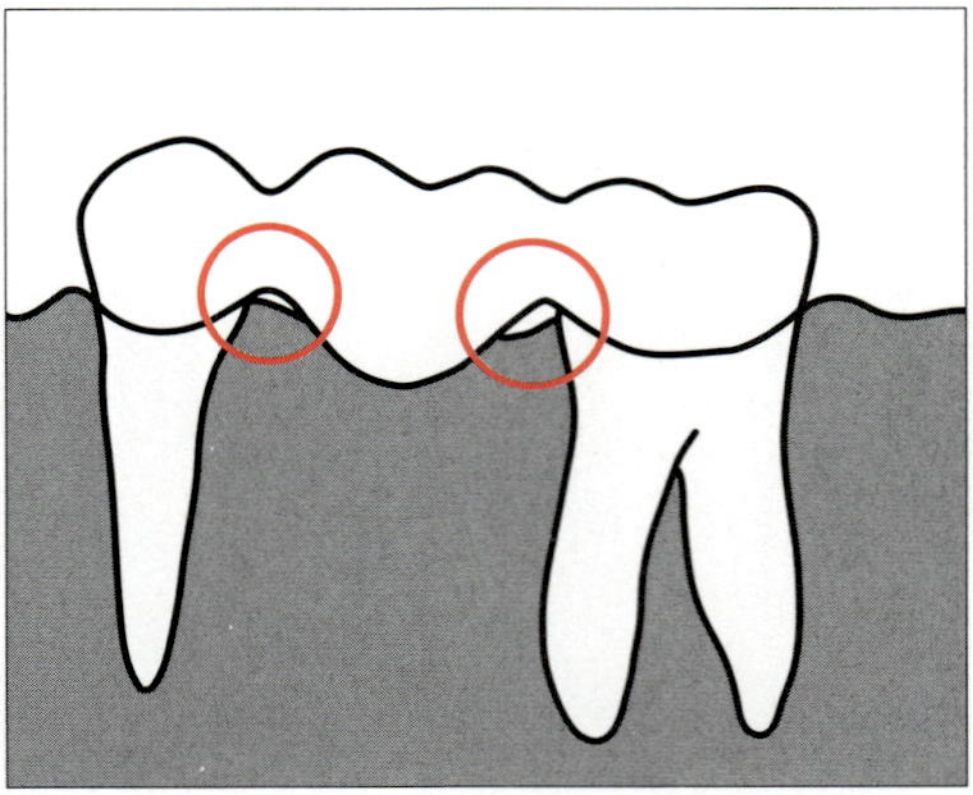

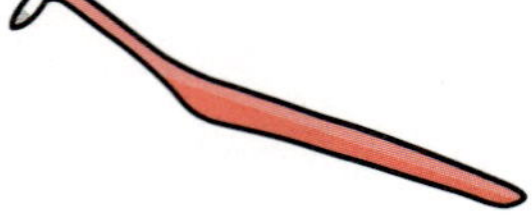
ワンタフトブラシ

特に大切なポイントは、歯と歯肉の境目です。ここにみがき残しがないよう、気をつけてブラッシングしましょう。

歯周病予防のポイント

最後に、歯周病を予防するにはどんなことが重要なのか、もう一度まとめてみましょう。

①口腔内の細菌の数を減らす（特に歯と歯肉の境目の周囲）

歯を支える周りの組織（歯周組織）には、歯肉・歯根膜《しこんまく》・歯槽骨《しそうこつ》・セメント質（歯根の表面）の4つがあります。（→P65の【図52】参照）

その4つが汚れないように清潔にすることが、歯周病の予防につながります。それには、しっかりブラッシングすることが重要です。デンタルフロスや歯間ブラシも使いましょう。

②良い噛み合わせを保つ

噛み合わせが悪いと歯周病を進行させやすくなります。歯がなくなっても放っておかないこと、歯がなくなったら、その周囲（隣の歯や本来噛み合う歯）をしっかりみがくこと（噛めなくなった部位は、自浄性が低下して汚れやすくなります）が大切です。

③自分自身では清潔にできない所があることを知る

歯肉の中に隠れている歯根の汚れや歯石は、専門家にとってもらいましょう。

④細菌は眠っている間に爆発的に増加することを知る

そこで就寝前のブラッシングが重要になります。ブラッシングの後に、洗口剤等で口をゆすぐとより良いでしょう。

⑤細菌に糖を与えない

食習慣を確立し、間食をしないことが重要です。

虫歯と歯周病の予防に注意すれば、歯医者さんに通う頻度はぐっと減るはずです。

第3章

歯を抜かないための治療

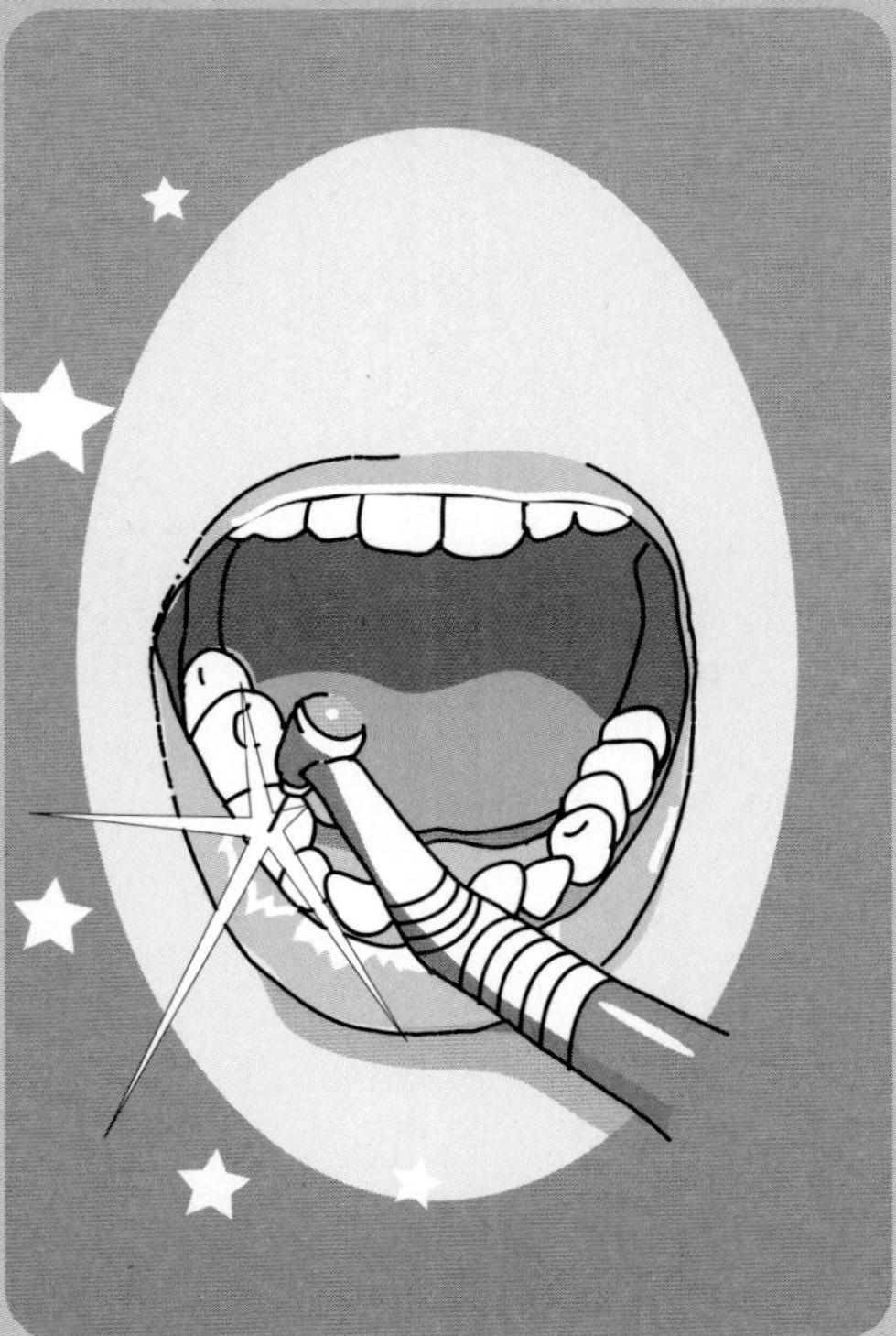

なるべく歯を抜かず、元の状態を保つ

歯を抜かないための治療

自分の歯でしっかり噛《か》んで食事するためには、なるべく歯を抜かず、元の状態を保つ治療が大切です。

それにはどのような治療を行えばいいのでしょう。以下に詳しく見ていきます。

小さい虫歯の場合

しみる程度で痛みはなく、色がくすんでいるなどの、小さい虫歯の場合です。【図34】

ここで大切なのは、次の2つです。

・ラバーダム防湿（治療を行う歯以外にゴムのカバーをかけること。治療を行う歯を他の歯や舌などから隔離することで、乾燥した環境をつくりだすことができる）を行う。

・う蝕《しょく》検知液（カリエスディテクターとも呼ばれる）を何度も使って（4～5回は必要）、虫歯の部分を完全にとりきる。

この2つを守ることで、かなり再発の少ない処置が可能になります。ここでしっかり処置して

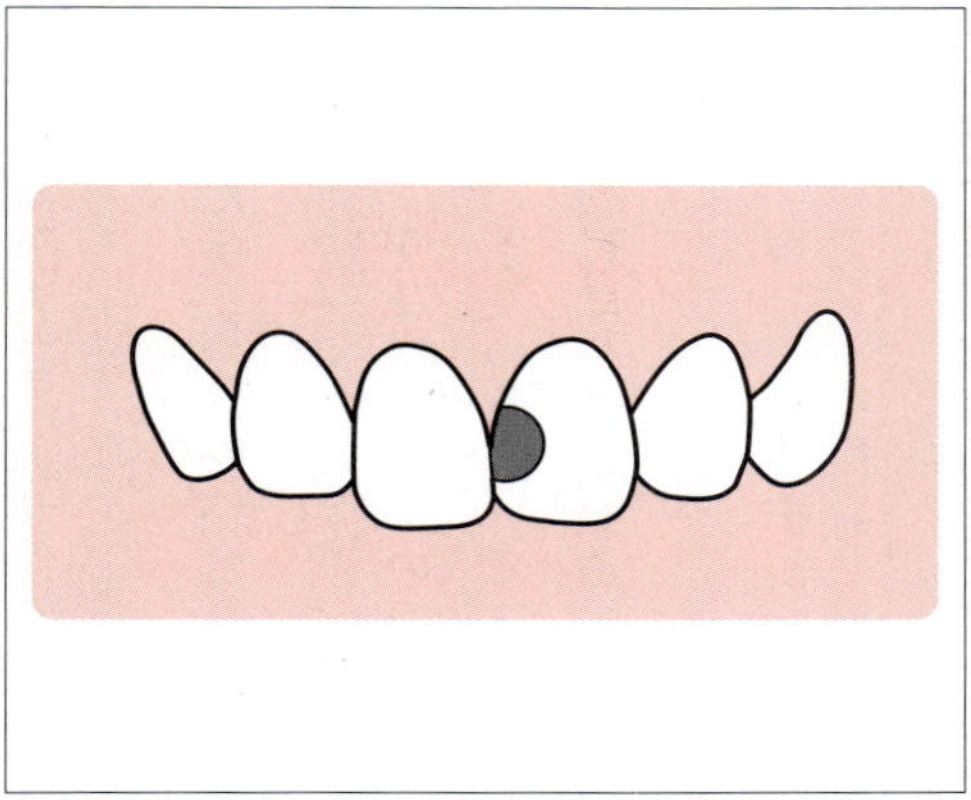

図34　小さい虫歯の処置。虫歯を完全にとりきってプラスチックをつめる。

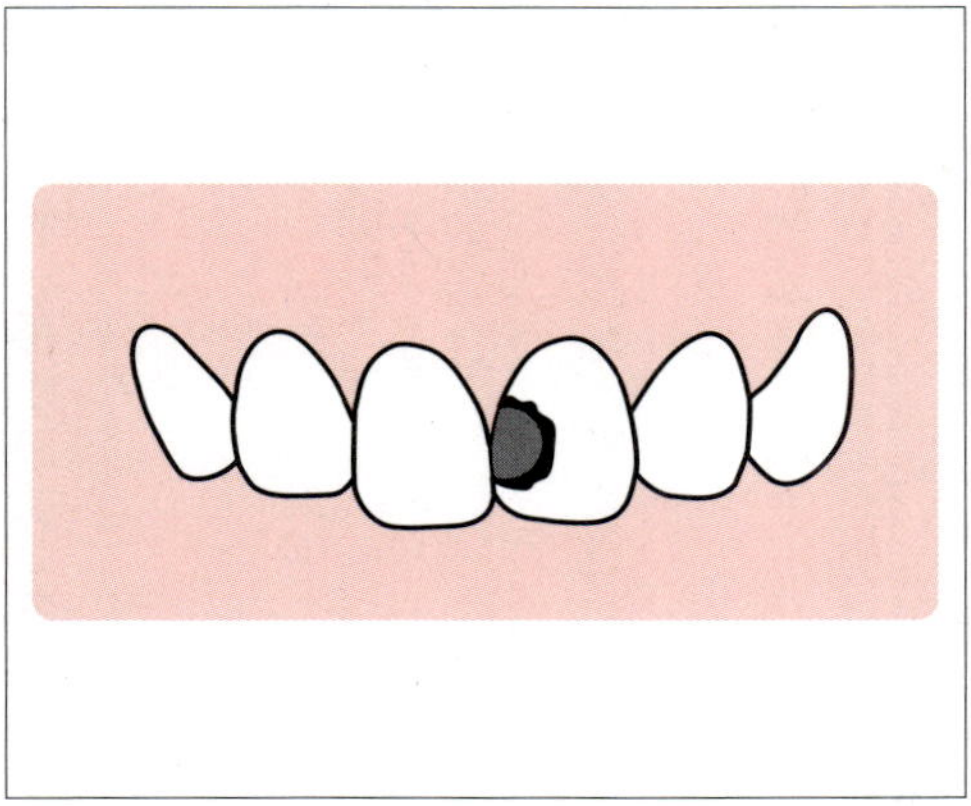

図35　つめた所が再び虫歯になった場合。このような状態が多いのが最も大きな問題である。

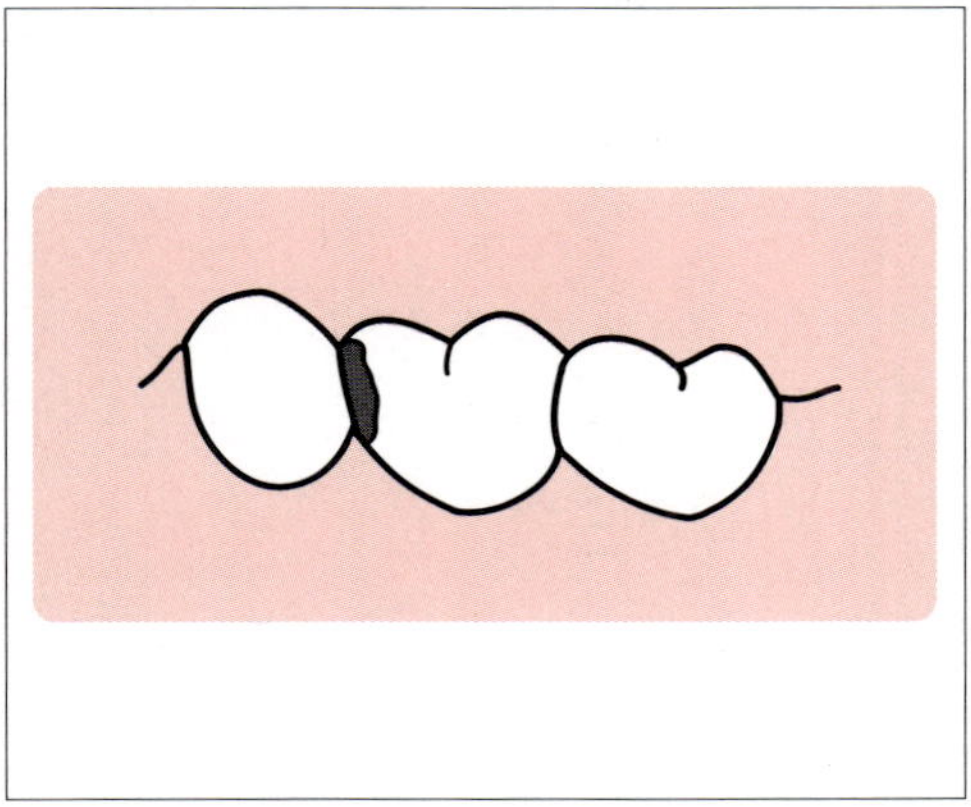

図36　奥歯の虫歯。奥歯、特に第１大臼歯の処置を、いかに丁寧にしてもらうかで、口腔内の健康が決まりやすい。

くれる歯医者さんにかかれるかどうかで、それ以後が決まってくるといえるでしょう。

●つめた所が再び虫歯になった場合

以前つめものをした所が、再び虫歯になってしまったような場合です。【図35】

このような状態が多いのが最大の問題で、そうならないための方法を患者さんにも良く理解していただきたいと思いますし、それには患者と歯科医、双方の協力が必要です。

基本的には小さい虫歯の処置と同じですが、虫歯が深く進行して歯髄《しずい》の近くまで進んでいることが多いので、歯髄をとる必要が出てきます（だからこそ、そうならないために、始めの処置の精度と、再発を予防するプロセスが大切なのです）。

歯髄の近くまで削ることで、歯髄が摩擦熱のダメージを受け、不可逆的な変化が生じることもあります（歯髄が死んでしまったりするなど）。また、虫歯がすでに歯髄にまで達して、一部の歯髄が死んでいることもあります。

こうした説明を、処置前にきちんとしてもらうこと、また、してくれることが重要です。

●奥歯の虫歯の場合

奥歯、特に大臼歯《だいきゅうし》と呼ばれる奥から1～2本目くらいの歯の虫歯の処置を、いかに丁寧にしてもらうかで、口腔内の健康が決まるといえます。なぜなら、最も早く抜歯になりやすいのは奥歯の第1大臼歯（6歳臼歯）だからです。【図36】

虫歯の部分を完全にとりきって（何度も繰り返しますが、ここが一番大切であり、治療時間も30分〜1時間は軽くかかります）、金属のつめものにするのがベストです。

これは、白いつめものにするには、金属のつめものより多く歯を削る必要があり、また白いつめものは、厚みがないと強度的に割れやすいからです。

また白いつめものは金属よりもすりへりやすく（プラスチックやコンポジットレジンと呼ばれるもの）、また硬くてもろいので（ポーセレンやセラミックスと呼ばれるもの）、奥歯でしっかり噛み合う高さを安定させて、強く噛むには、金属のつめものの方がより良いのです。

奥歯のつめものの中が虫歯になった場合

つめものをした奥歯が、再び虫歯になってしまった場合です。【図37】

奥歯を再治療する場合には、特に虫歯が深く進行していることが多いので、神経が健康に生きているかどうかの診断を注意深く行って、虫歯を完全にとりきることが最も大切です。

その上で、再度つめもので処置をするのか、それとも金属等のかぶせものをする方が、歯が欠けてしまったりするリスクを回避できる可能性があるのか、よく検討して次の処置に進みます。

奥歯の再治療は歯医者の側からは見えにくく、手や器具が届きにくいことから、治療の難易度が高くなります。だからこそ虫歯や歯周病の予防、そして初期の治療が大切なのです。

悲しいことに虫歯が大きかったり再治療であったりすると、無条件に神経をとってかぶせるケースが多いようです。

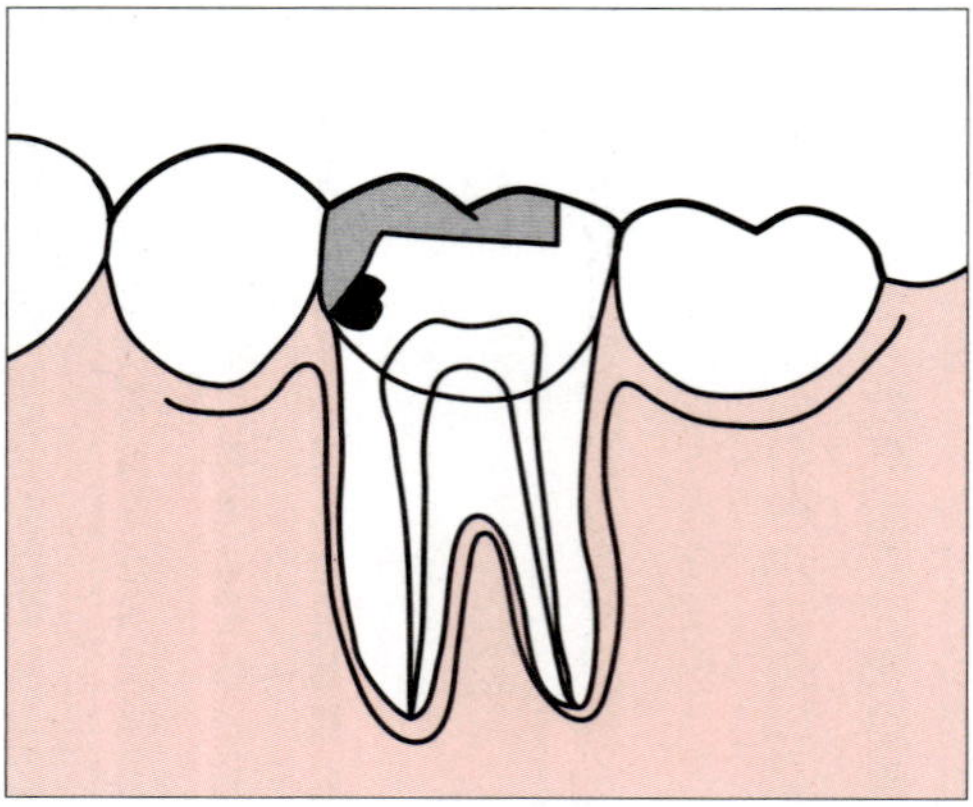

図37　奥歯のつめものの中が虫歯になった場合。奥歯の再治療は難易度が高い。だからこそ初期治療が大切になる。

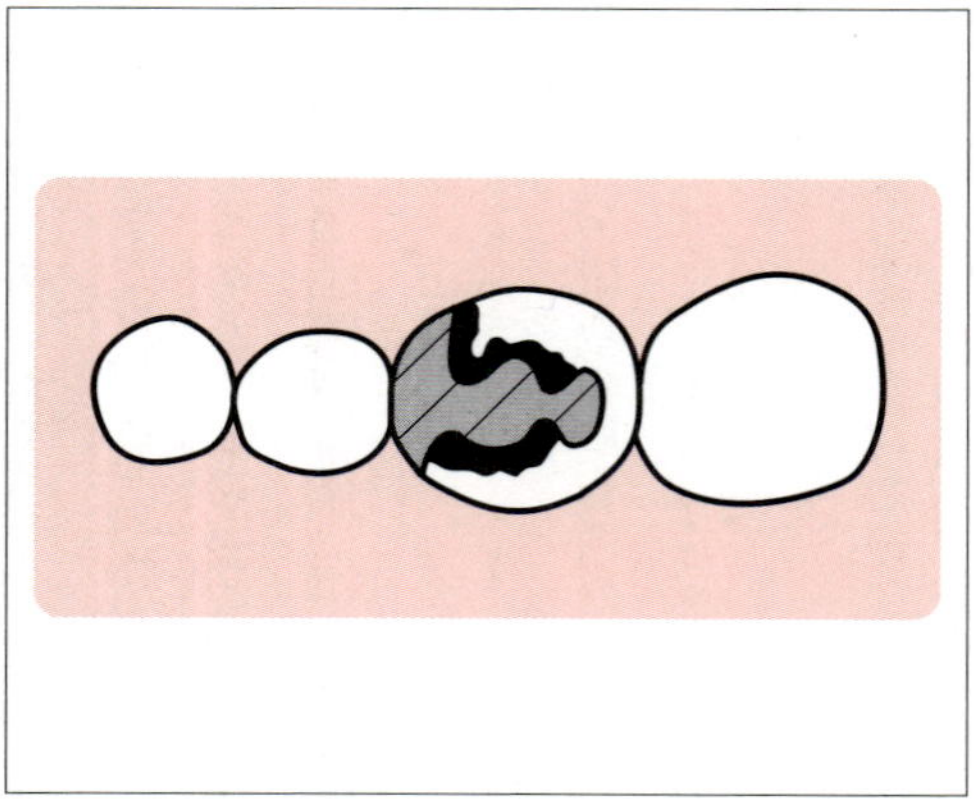

図38　つめた脇から虫歯になった場合。残った歯が薄く、割れが生じやすくなって、再度つめなおすことができない場合も多い。

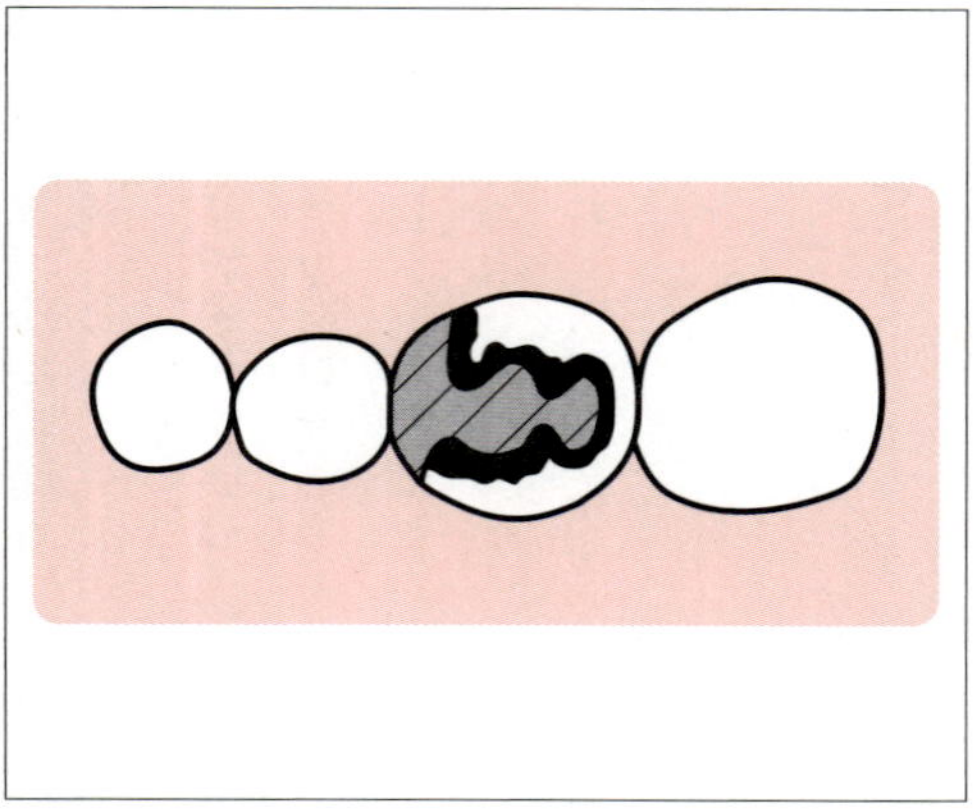

図39　虫歯が大きいと、一度治療した所が、その周囲から虫歯になるリスクが高い。

つめた脇から虫歯になった場合

つめた脇から虫歯になった場合は、再度つめなおすことができないことも多くなります。なぜなら、残った歯の部分が薄いと、割れやすくなるからです。【図38】

一度治療した所は、その周囲から虫歯になるリスクが高く、また虫歯の範囲や進行度も高くなりやすいことを知っておきましょう。【図39】

一度治療した所がまた虫歯になった場合

再治療では、健康な歯が少なくなっているので、構造的に弱い部分が生じやすくなります。そのために、より多くの歯を削る必要が出てきます。【図40】

また、あえて健全な部分も削り、かぶせものをした方が良い場合も、再治療では多くなります。【図41】

歯を守るためとはいえ、治療を重ねるごとに歯が少なくなるという悪循環にもつながりやすいのです。そうならないためには、再治療→再々治療にならないための方策が大切です。

神経を残して治療する

ここで注意してほしいのが、神経を残してクラウンをかぶせるということです。神経を残してかぶせることができれば、歯はもろくなりにくいので、割れにくいのです。

しかし、クラウンをかぶせられている歯は、ほとんど神経をとられているのが現状です。少なくとも、私が診療していた患者さんたちを見た限りでは、ですが……。

神経を残し、生かして、かぶせていくには、歯を削ったときに出る摩擦熱の影響を考慮し、削りすぎを防ぎながらも、かぶせるための厚みの確認をして、クラウンをセットするまでの正確な仮歯をつけるなど、とても多くの時間と手間がかかるものです。そのため、再治療や虫歯が深い場合などには、自動的に神経をとることが多いようです。

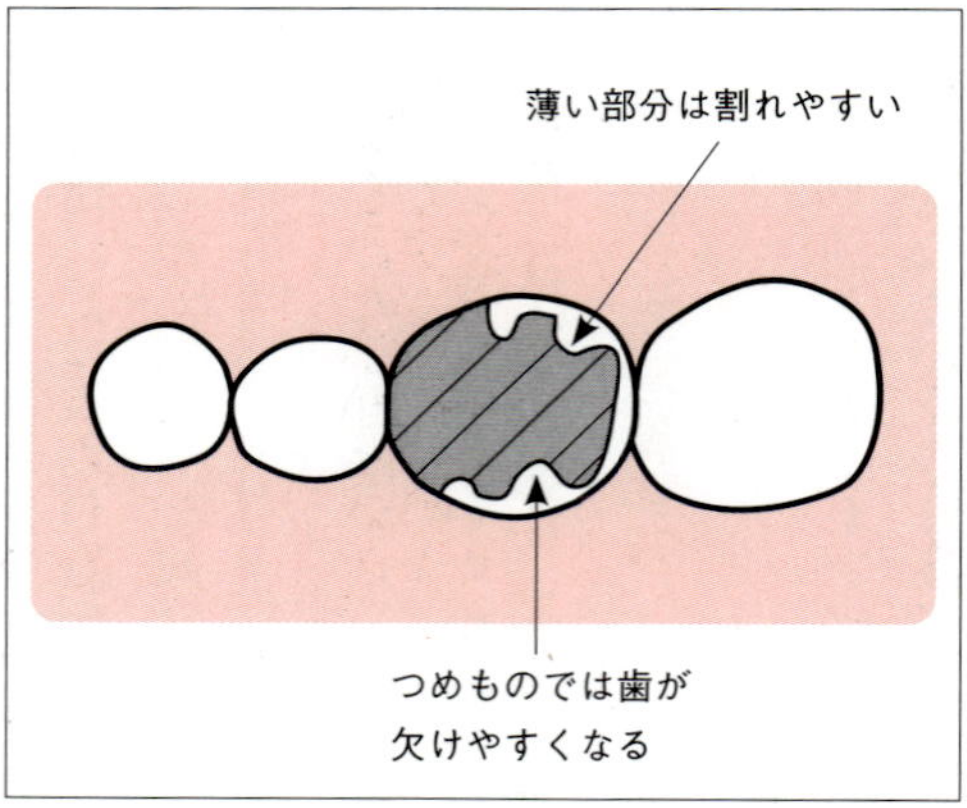

図40　一度治療した所がまた虫歯になった場合。再治療の場合は、より多くの歯を削る必要にせまられることが多い。

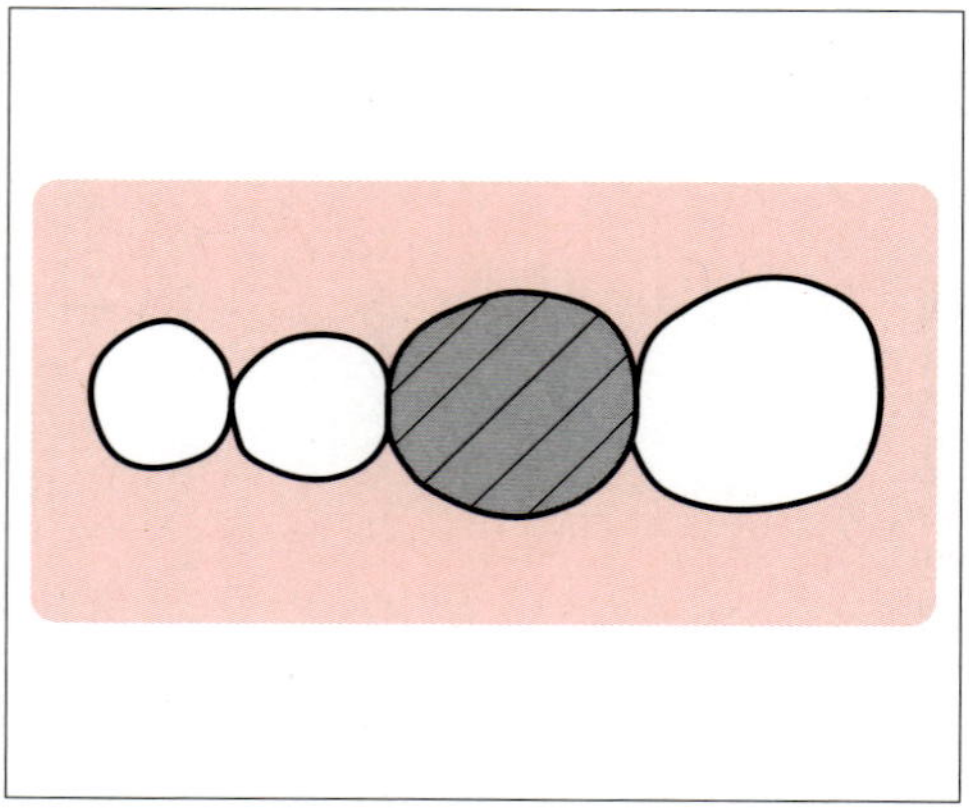

図41　再治療では、あえて健全な歯を削ってかぶせる方が良い場合も多くなる。

とにもかくにも、しっかりとした治療には、何時間という単位の時間と手間がかかることを知っていただきたいと思います。

完全に虫歯をとって、プラスチック（スーパーボンドが優れている）でふたをして形を整え、型をとって仮歯をつける。それには、少なくとも1～2時間はかかると思って間違いないでしょう。

私の場合、奥歯になると2～3時間かかることも多いです。これは私が下手だからなのか、それとも当然かかる時間なのかは、この本を読んでもらって判断いただきたいと思います。

床屋も美容院も、またはネイルサロンなどでも、1時間はかかるでしょう。なのになぜ歯医者では15～30分なのでしょう？

時計や服も大切ですが、本当に大切なものは何なのでしょう？　一度口の中につけた歯は、入れ歯以外は自分では外せません。自分自身を大切に、健康を大切にしてほしいと思います。そしてそれにはまず、予防が第一なのです。

歯が割れてしまった場合

抜歯の原因として最も多いのは、歯が割れてしまった場合だと思います。しかしながら、割れ方によっては歯を残すこともできます。大事なのは、割れた部分をとって、残りを残すということです。【図42】～【図48】

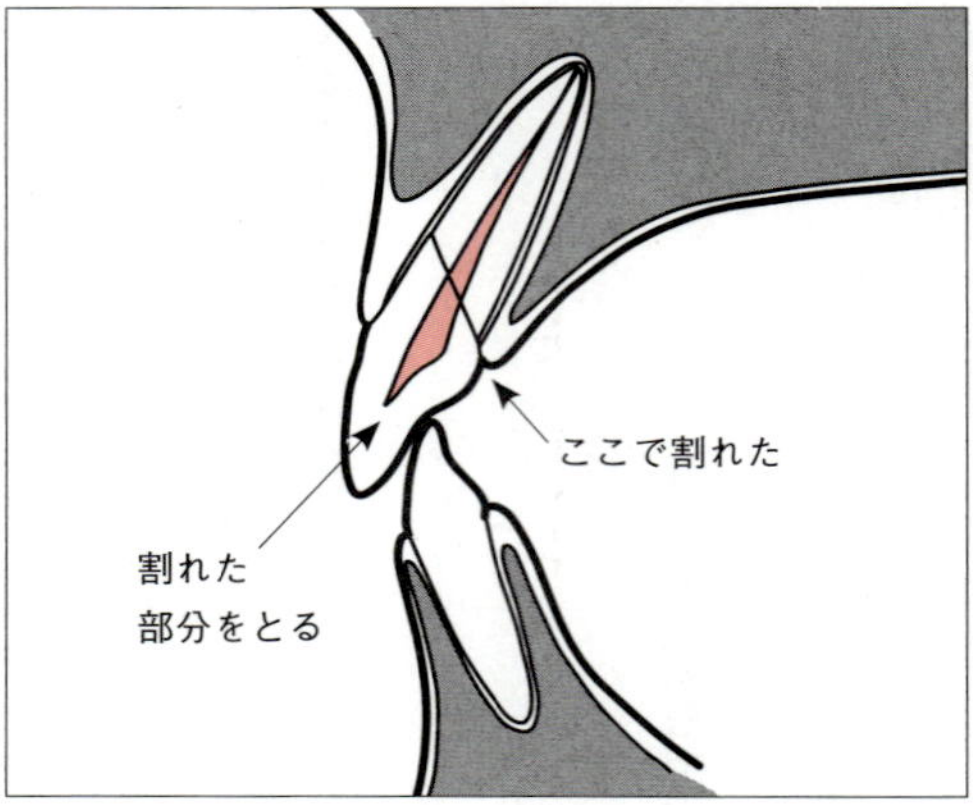

図42　歯が割れてしまったときの処置方法。割れてしまっても全て抜く必要があるとは限らない。適切な処置で歯は残すことができる。

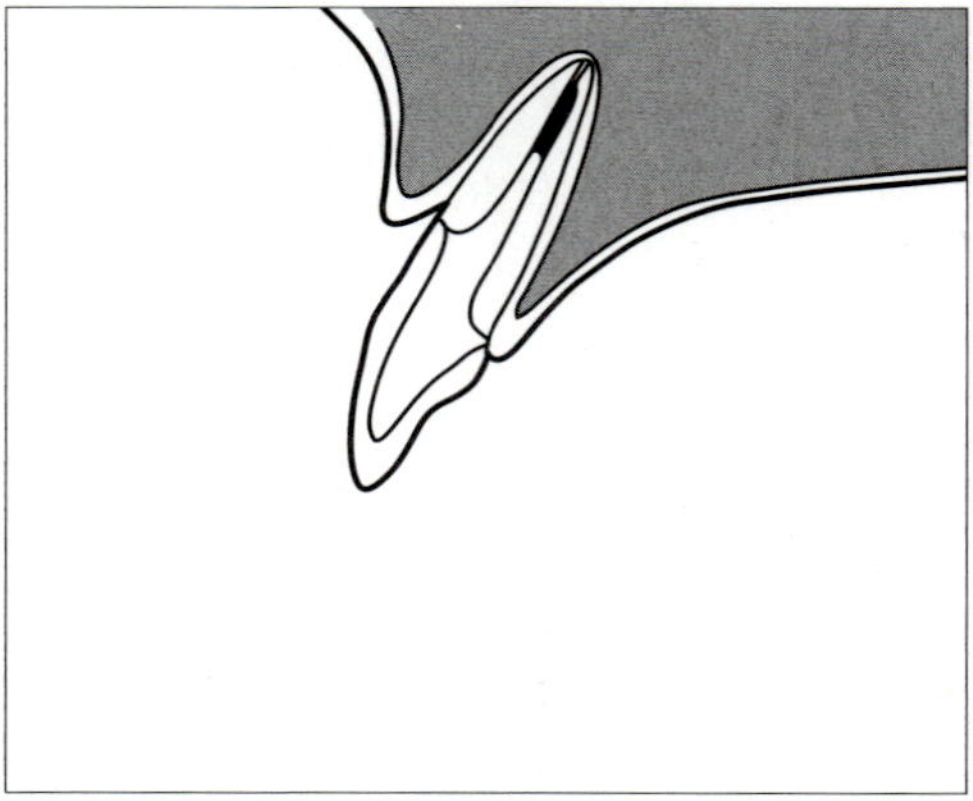

図43　割れてしまった部分をとり除き、しっかりした部分を残すことで、歯はその寿命を全うできる。

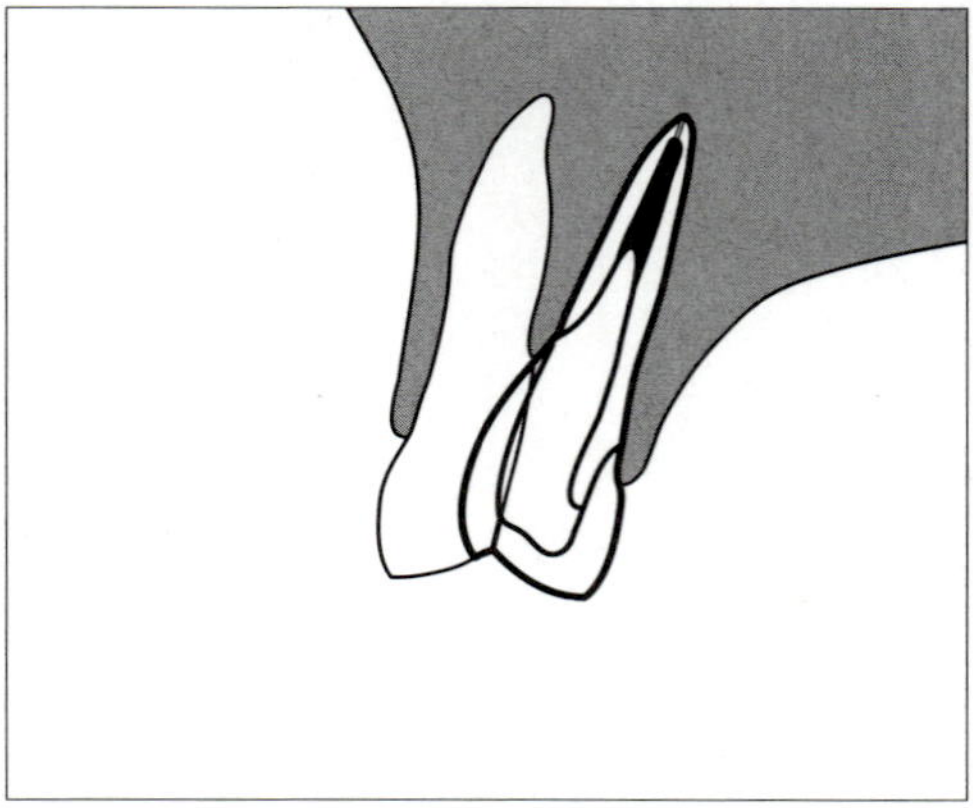

図44　歯根が２本の場合の残し方。このようにして残した場合には、みがき残しができやすい形になることが多いので、丁寧にブラッシングすることで長持ちにつながる。

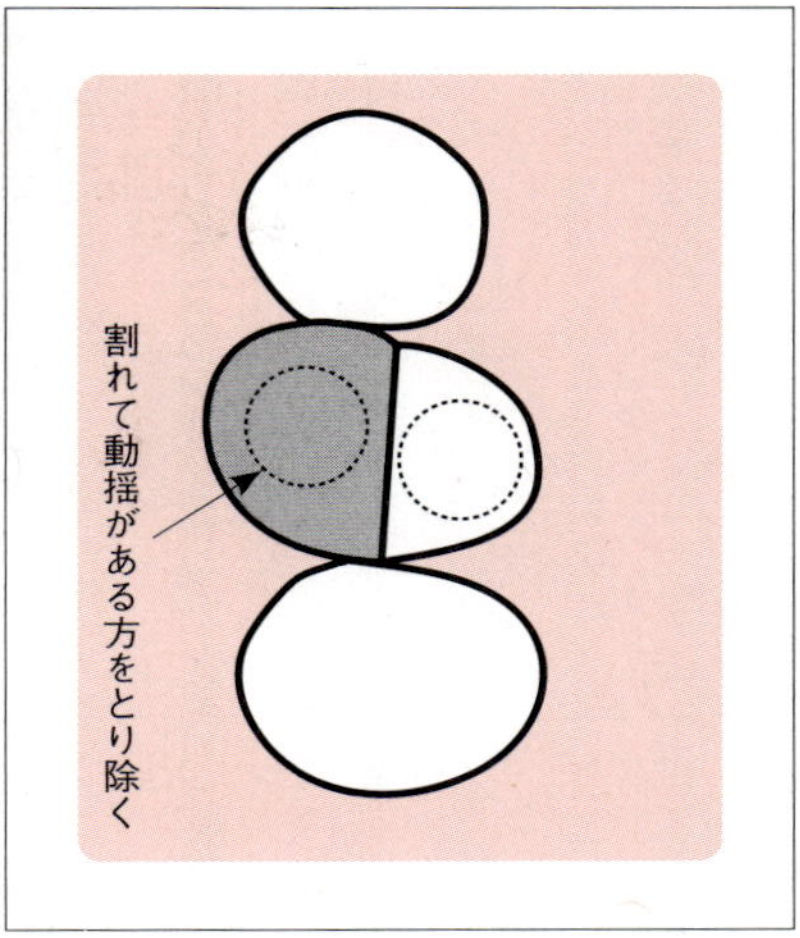

図45　【図44】を噛み合う面から見たもの。歯根が２本ある場合は、どちらか１本を残すこともできる。

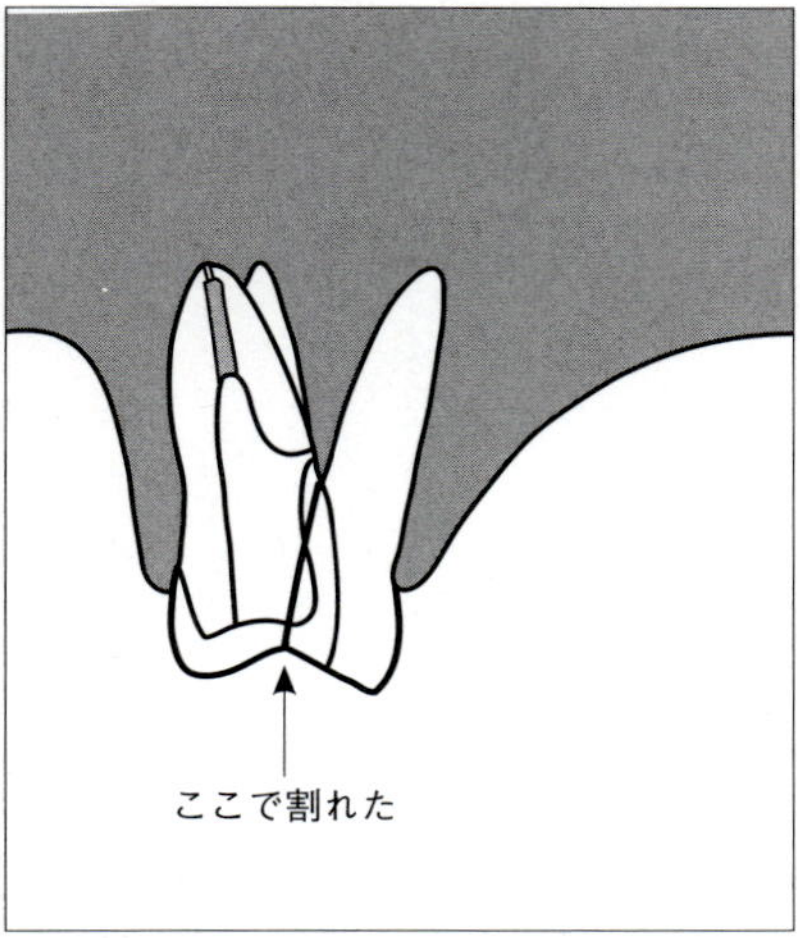

図46　歯根が３本ある場合。今までと同様、割れてしまってグラグラする部分をとり除き、歯の中と外側に対して処置することで歯を残すことができる。

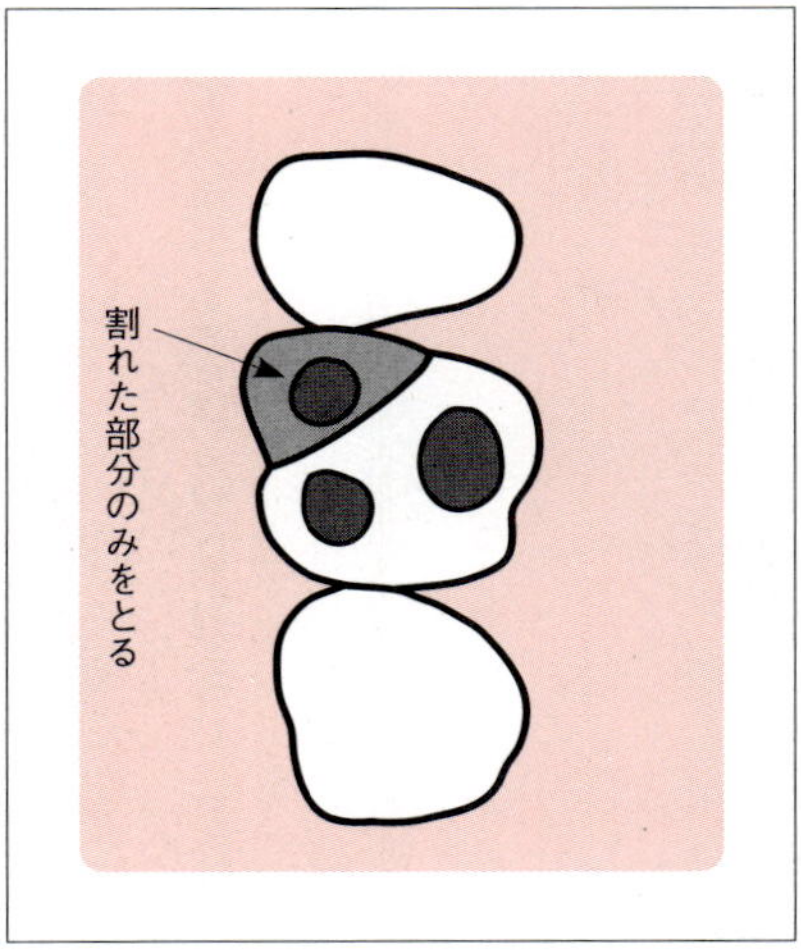
割れた部分のみをとる

図47　歯根が３本ある歯が割れた場合の残し方①。割れて動揺が大きい部分はとり除き、残った部分の歯に対して、細菌感染がいかに少なくなるか考えた処置を行うことが重要。

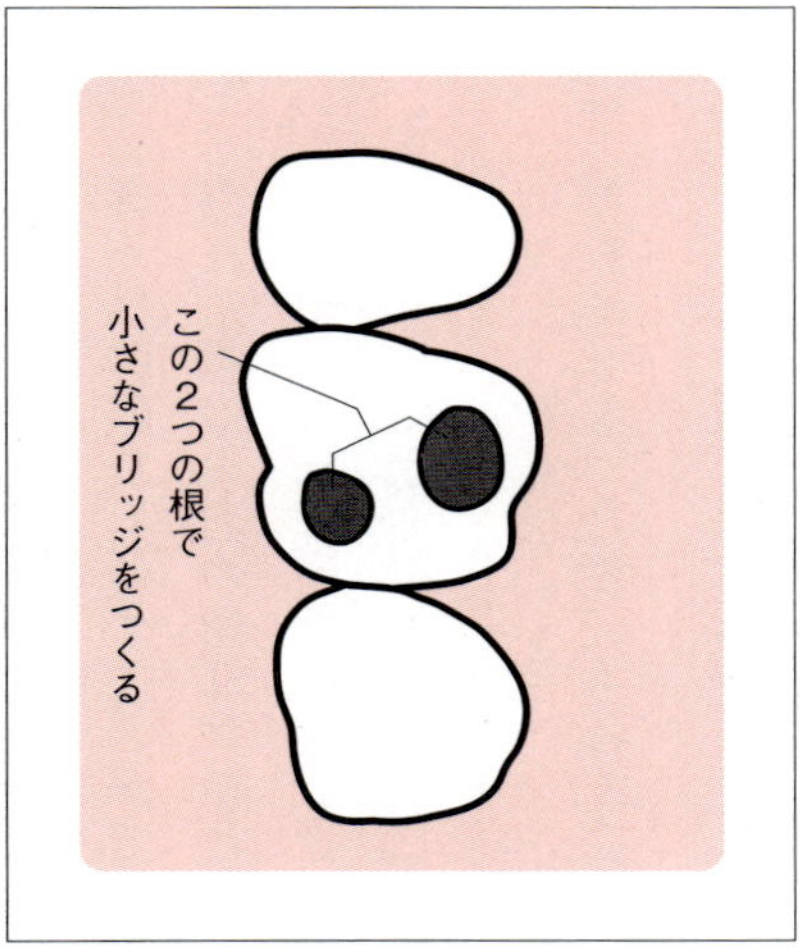
この2つの根で
小さなブリッジをつくる

図48　歯根が３本ある歯が割れた場合の残し方②。割れて動揺する部分をとり除いた後は、１本ずつ独立して残しても良いし、連結して強度を確保することもある。時間と手間をかければ残す方法はたくさんある。

割れてしまってもグラグラと歯の揺れが大きくない場合には、汚れにくい形、つまり割れた面をなめらかな曲線の、つるつるな状態にしてあげれば、その多くは問題なく残すことができます。

このとき大切なのは、歯の神経の治療である根管治療と、割れた歯根周囲の歯周病の治療です。歯が割れたとき、その破折面では歯周病と同様の変化が生じます。これは歯を支える骨が壊れたり、歯肉が炎症を起こすためです。そのため、割れてしまった部分には細菌感染が生じやすいのです。

それでも、歯の中と外側の処置をしっかり丁寧に行えば、割れてしまった歯でも残すことができます。

歯がなくなった場合

歯がなくなってしまったときの選択肢としては、次のようなことが考えられます。

・気にならないから、ほうっておく
・義歯を入れる
・ブリッジにする
・インプラントを入れる
・接着ブリッジ（ブリッジの一種）にする

歯がすでになくなってしまった場合でも、接着材料の進歩によって、歯を削らずにプラスチッ

クの人工の歯をつけることができます。【図49】
しかし、これはどこでも可能というわけではなく、部位が限られることも事実です。前の方にあって、大きな力がかかりにくい歯なら大丈夫でしょう。場合によっては、犬歯や第2小臼歯などもできます。
しかしながら、大臼歯と呼ばれる後ろから1~2本目の歯には完全には適応できません。

奥歯の第1大臼歯がなくなった場合には、次のような選択肢が考えられます。
・接着ブリッジにする
・ブリッジにする
・1本義歯を入れる
・インプラントを入れる
接着ブリッジは、エナメル質の部分のみを削るブリッジです。接着性のレジンセメントを用いることで可能となった技術で、一九八〇年代から始められたものです。【図50】
接着ブリッジをつける際は、とにかく歯を削る量を少な目にコントロールしながら、ブリッジ自体もたわまない厚みを確保します。
このときラバーダム防湿を行い、スーパーボンドなどの性能の良いセメントで接着することで、今までの一般的なブリッジに比べて歯を多量に削ることなく長持ちが可能になっています。

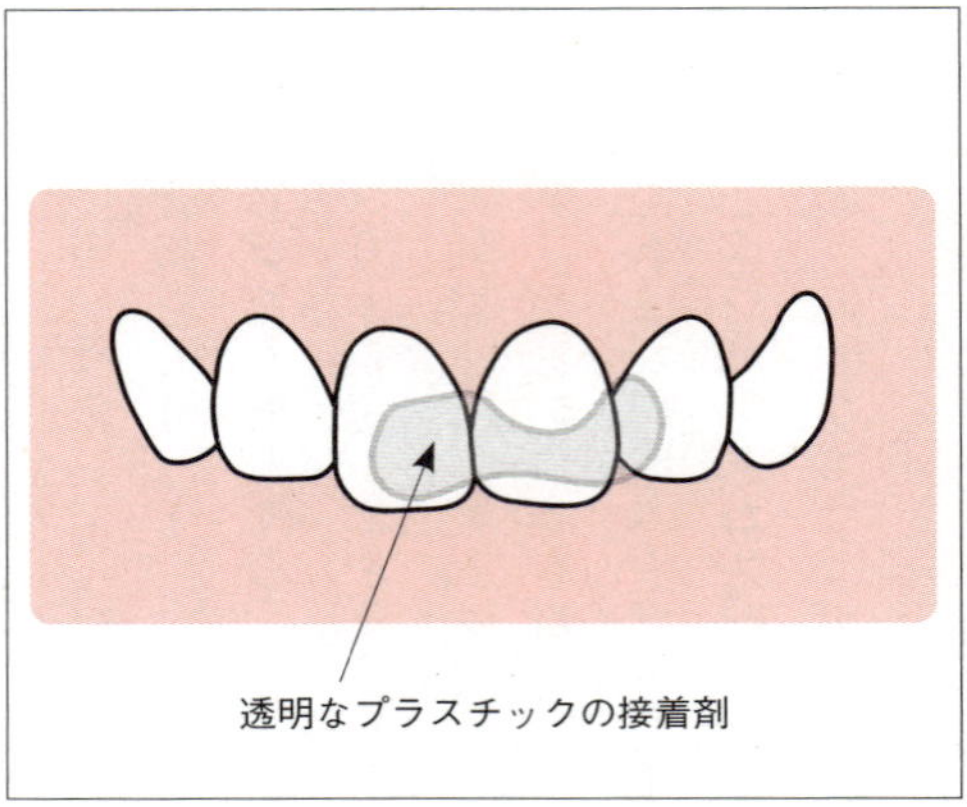
透明なプラスチックの接着剤

図49　接着剤の進歩によって歯を削る必要が全くない、または削る量がとても少ないブリッジもできるようになった。

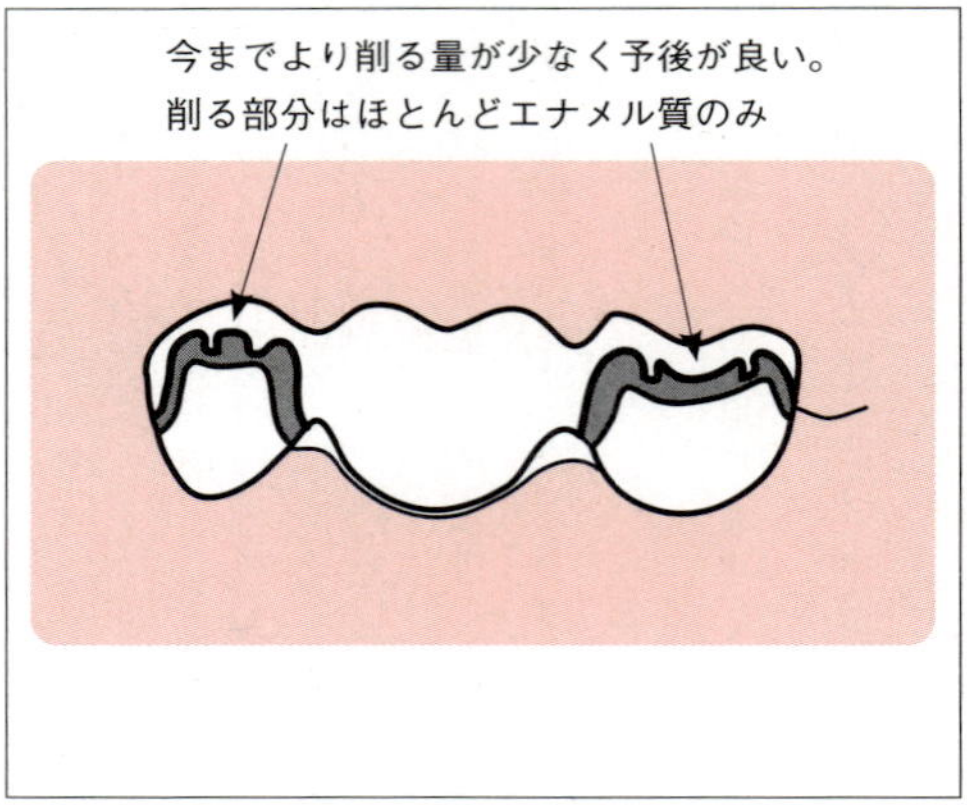
今までより削る量が少なく予後が良い。
削る部分はほとんどエナメル質のみ

図50　奥歯は噛み合わせの重要な役割を担っている。その力に耐えるためには、【図49】のように歯を全く削らないということはできないが、削る量を従来のブリッジの１／３～１／４程度にすることはできる。（従来は図の■の部分を削る必要があった）

第4章

歯の根を残す根管治療

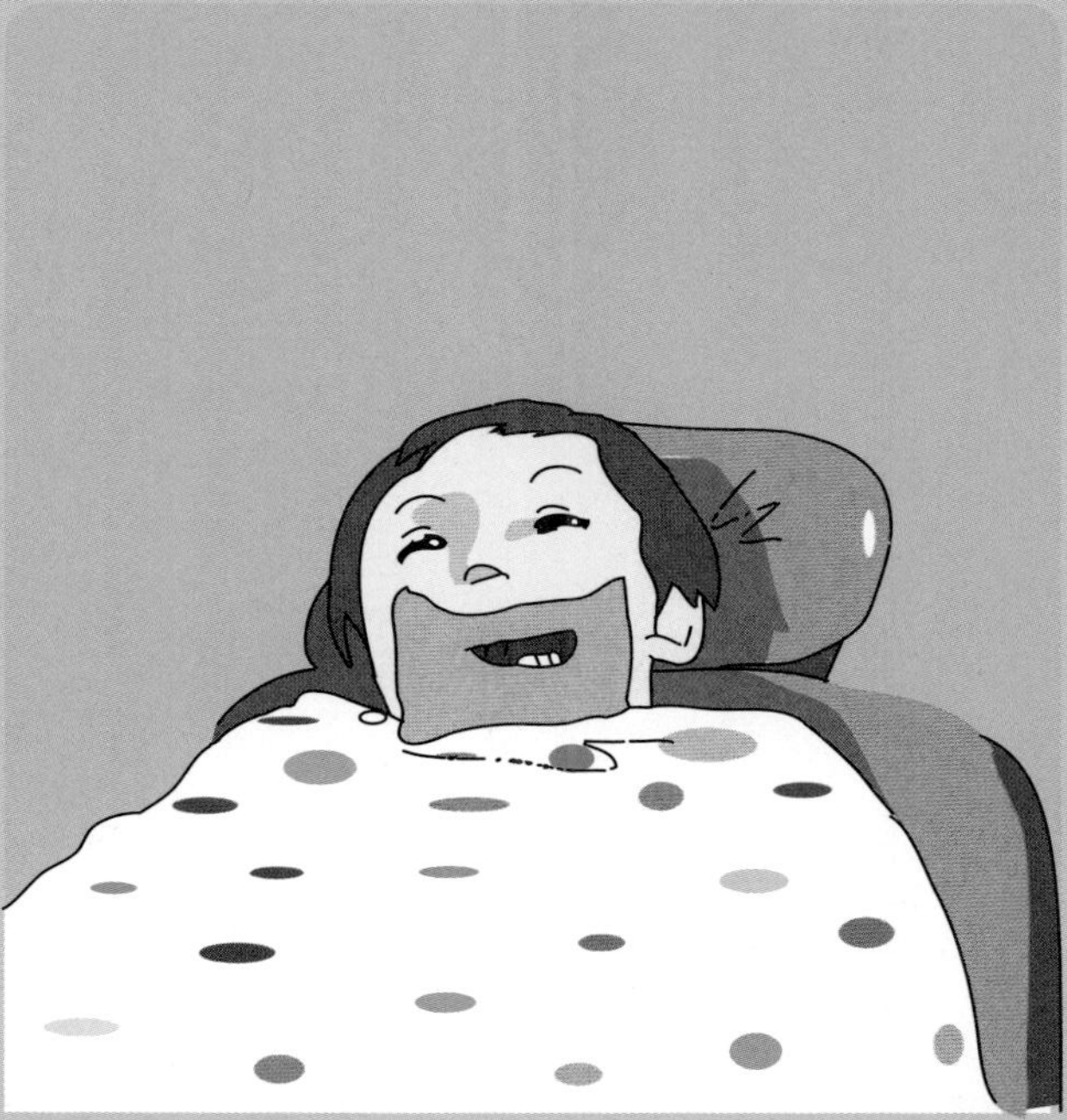

しっかり時間をかけた根管治療を！

歯を抜かずに治す治療方法

ここまで、なるべく自分の歯を残すことの大切さを述べてきましたが、歯を残すために何か特別な治療方法があるわけではありません。

基本に忠実に、歯を残す治療を実践すれば、ほとんどの歯は長く使えることを知っていただきたいと思います。

歯を抜かずに治す治療方法は、私が大学時代に学んだときには、歯科保存学として3つの分野で成り立っていました。

● **保存修復学**

虫歯の部分を削りとってプラスチックや金属のつめものをする分野

● **歯周病学**

歯周病（歯槽膿漏《しそうのうろう》）に対する治療分野

● **歯内療法学**

歯髄《しずい》（歯の神経）を残す、または除去して歯自体を残す治療分野

歯の中はこうなっている

このうちの「歯内療法」（根管治療）について、以下に詳しく見ていきます。まずは、歯と歯周組織の模式図（【図51】【図52】）を見てください。

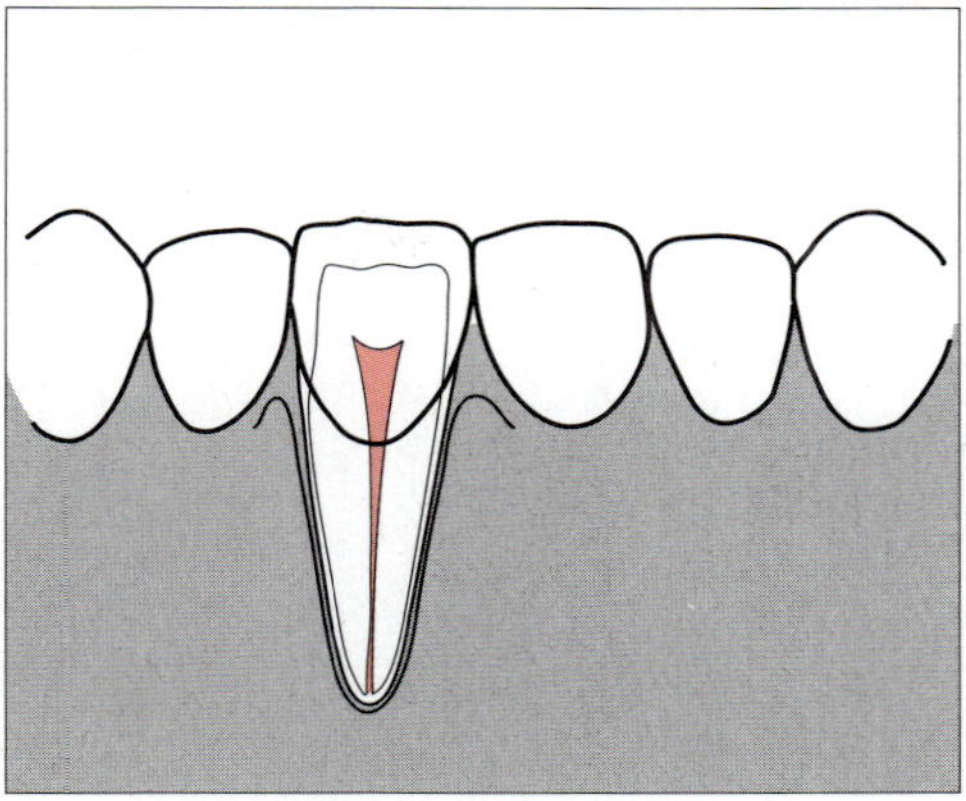

図51　歯と歯周組織（歯を支える周りの部分）の模式図。

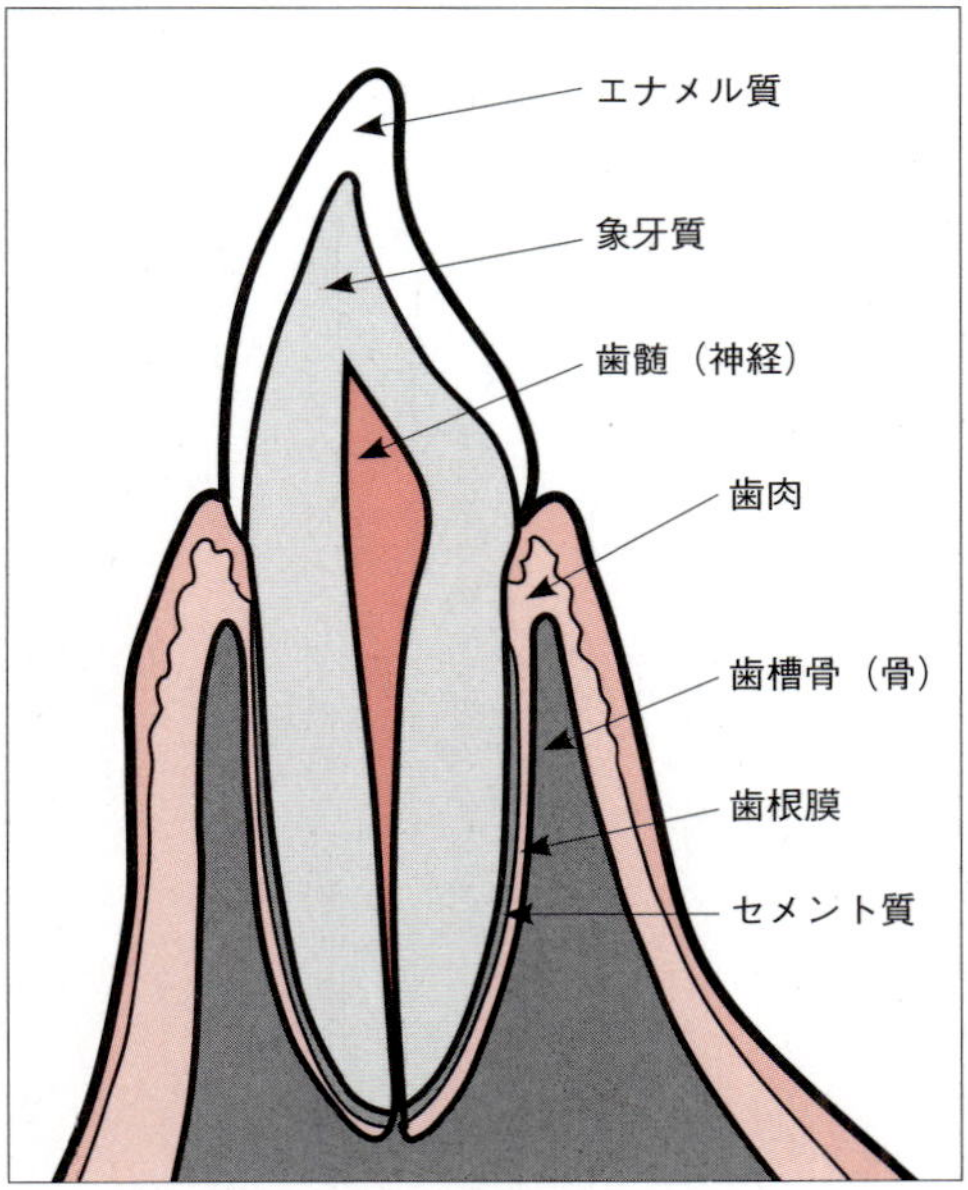

図52　【図51】を横から見たもの。

歯は、表面をおおうエナメル質、その内側にある象牙質、中央部にある歯髄、歯根の全面をおおうセメント質からなっています。

「歯髄」の中には、血管や歯をつくる細胞、神経繊維などが入っています（歯医者さんが患者さんに説明するときは、「神経」といっています）。

歯の下にはそれを支える骨（歯槽骨《しそうこつ》）があり、その上を歯肉が覆っています。歯は骨によって支えられているので、しっかりと物を噛《か》むことができます。歯は歯肉で支えられていると思っている方も多いようですが、これは違います。

また、歯と骨の間には、物を噛んだときなどに圧を感じる歯根膜《しこんまく》という組織があります。この歯根膜があるおかげで、髪の毛1本の厚さでも、私たちの歯は厚みを感じることができます。また強く噛みすぎて歯が割れるようなこともありません。

インプラントや義歯では、この歯根膜の働きがなくなってしまうことが大きな違いになります。

虫歯の治療で神経をとるのはなぜ?

歯の根を治療する必要が生じる主な原因となるのは、虫歯によって「歯がしみて痛む」「熱いもので痛む」「歯にひびが入りしみてくる」「歯周炎が進行して歯の神経にバイ菌が入ってズキズキとした痛みが出る」などの症状が出た場合が主なものです。

ではなぜ虫歯で歯にズキズキという痛みが出たときに、神経をとらなくてはならないのでしょうか？

それは歯髄腔《しずいくう》（歯の神経や血管などが入っている空間）が、出入り口（根尖孔《こんせんこう》といいます）は狭いが奥は広いという、袋小路のような形をしているからなのです。【図53】【図54】

そのため、歯髄腔に対して一度にある程度の細菌感染が生じたり、歯の神経の一部が死んでしまったりすると、歯の神経の自然治癒が見こめず、大きな痛みが生じたり、歯を支える骨が壊れたりします。【図55】

つまり出入り口が狭いということは、「新鮮な血液がたくさん入ってくることができない」「感染した血液が出ていきにくい」「うっ血した状態が改善しにくい」という構造なのです。

身体の表面の腕や膝などでも、切り傷を経験することがあると思います。その場合は、傷の周囲から新鮮な血液が大量に循環してくるので、清潔にして止血することで自然治癒に向かいます。【図56】

しかし歯の場合には、歯髄にある程度の感染などのダメージが加わると、歯髄全体にそのダメージが広がっていき「何もしないでもズキズキする」といった痛みが生じてしまうのです。これは、川の流れというより、池がよどむといったイメージになるでしょうか。

また、このズキズキした痛みは、3～4日すると自然に痛まなくなることがあります。これはほとんどの場合、歯髄が完全に死んでしまって知覚がなくなったためです。【図57】

噛んだときに痛みはありますが、何もしなければズキズキはしません。しかし時間がたつと、今度は歯を支える骨が壊れていきます。【図58】

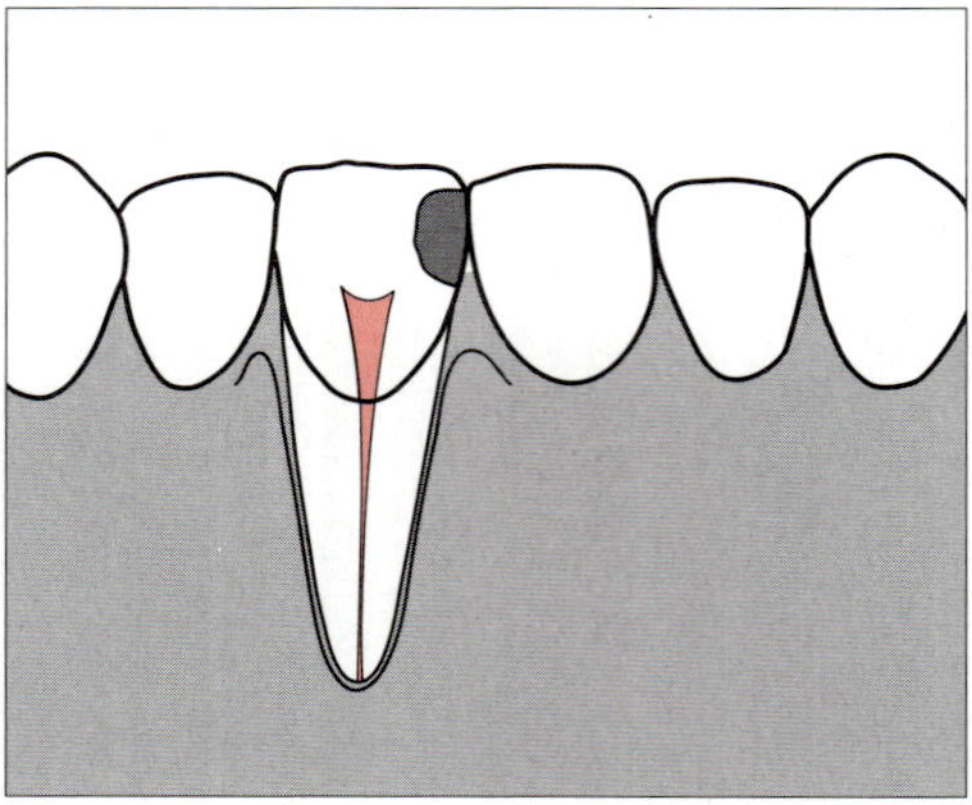

図53　歯と歯の間が虫歯になったとき。虫歯の部分が神経に近づくと神経の中に感染が生じてしまう。

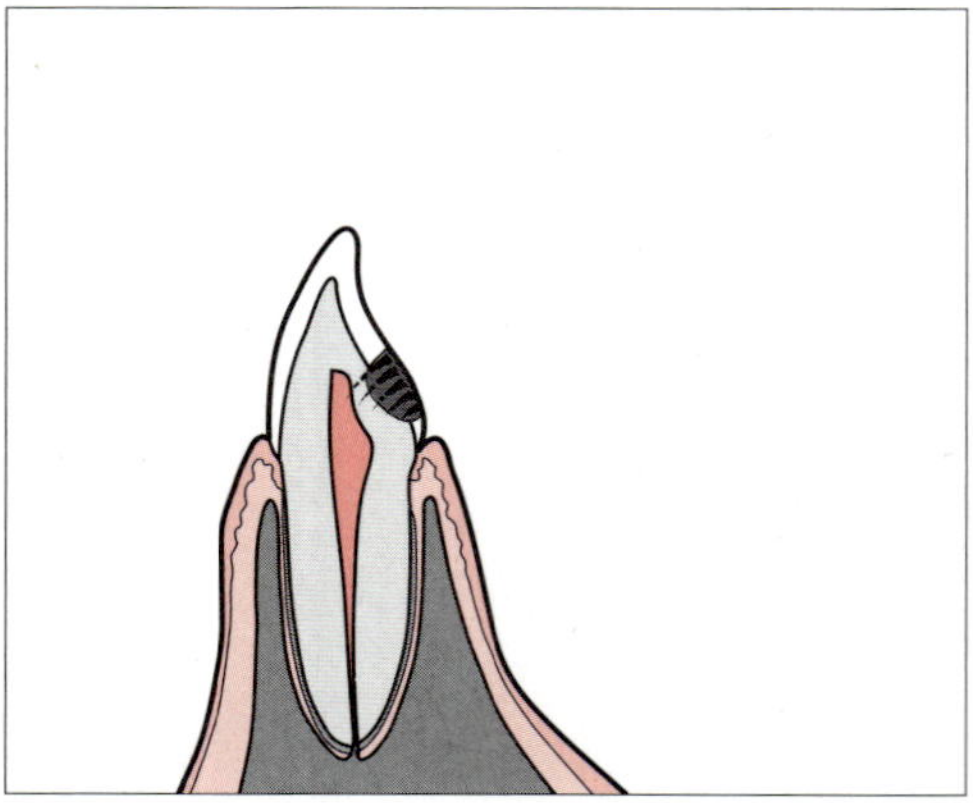

図54　【図53】を横から見た図。神経（歯髄）は噛み合う部分ほど広く、歯根の先端付近は狭い。

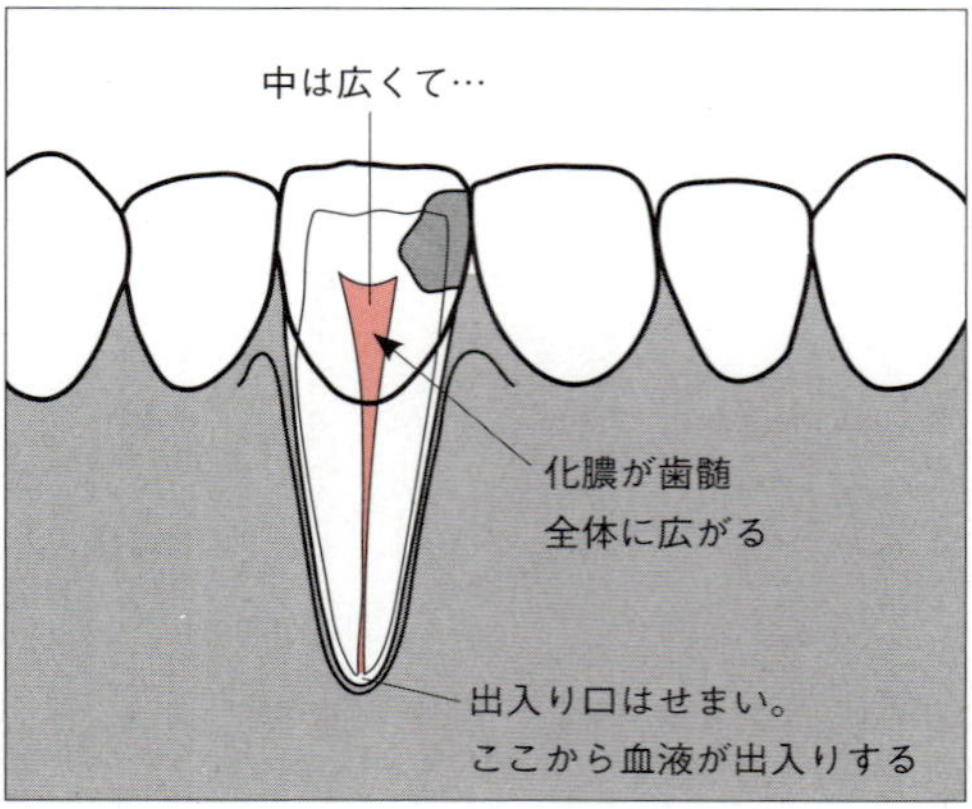

中は広くて…
化膿が歯髄
全体に広がる
出入り口はせまい。
ここから血液が出入りする

図55　虫歯などによって細菌が歯髄の中に入ってしまうと、新鮮な血液の供給が少ないために、歯髄全体が化膿していく。

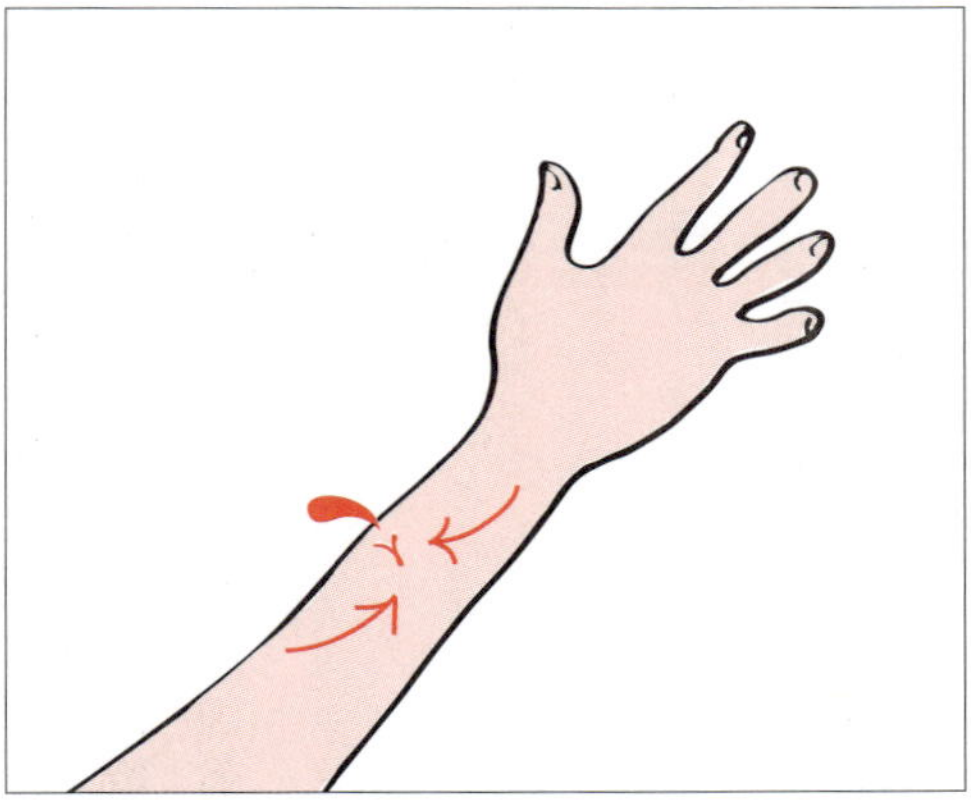

図56　腕の傷には周囲から新鮮な血液がたくさんくる。

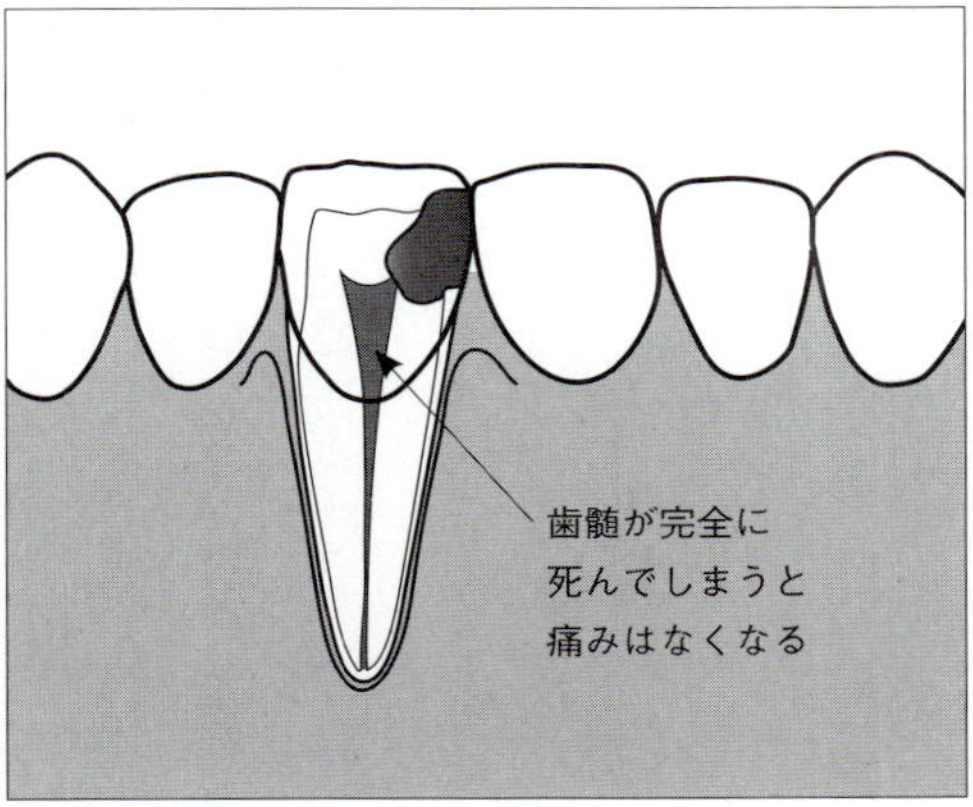
歯髄が完全に
死んでしまうと
痛みはなくなる

図57　痛みがない（少ない）からと虫歯を放っておいた状態。歯髄（神経）は完全に死んでしまい、知覚がなくなっている。

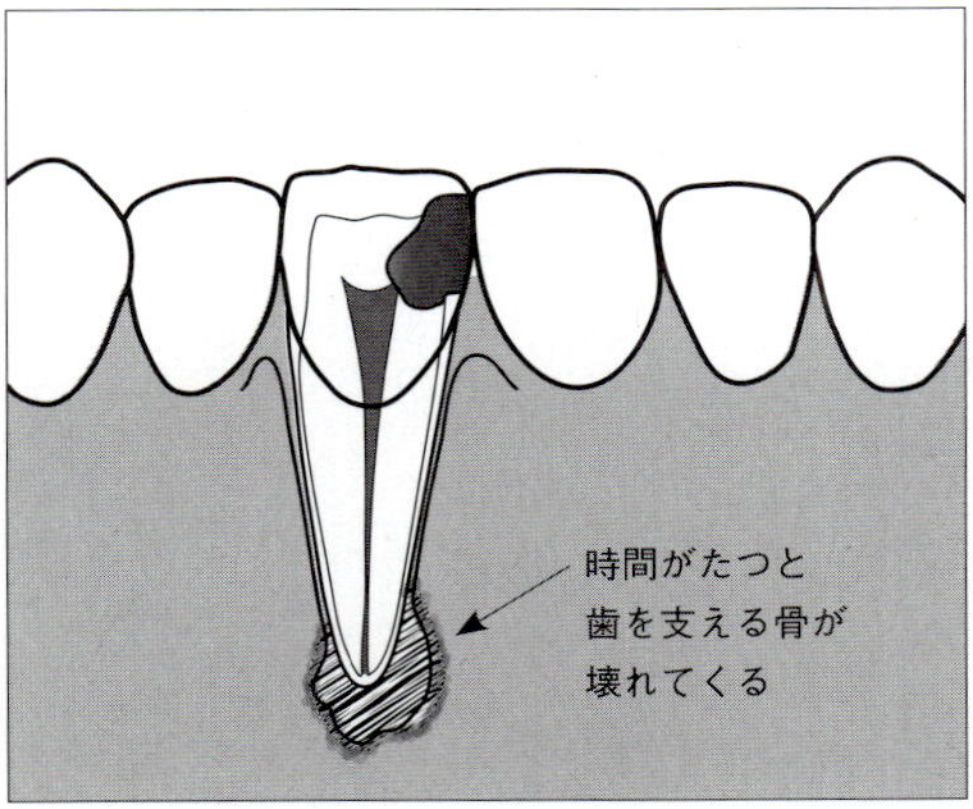
時間がたつと
歯を支える骨が
壊れてくる

図58　歯髄の知覚がなくなり、痛みはあまり感じない状態でも、歯髄は細菌によって化膿している。病変は歯から歯を支える骨へと波及していってしまう。

痛みがなくなったので、そのままにして過ごされる方もいますが、それは良くありません。やはり痛みが少なくなっても、治療はしっかりと行った方が良いでしょう。

根管治療とは、このように細菌に感染してしまった歯髄をとり除き、薬をつめることによって再感染の危険をなくし、歯を長く使えるようにする治療なのです。

根管治療の進め方

①歯根の長さ・数・曲がり具合をチェックする

それでは根管治療の手順を見ていきましょう。

まず、術前のレントゲンで歯根の長さや数、曲がり具合などをチェックし、次に虫歯の部分をとり除いていきます。

虫歯の中には大量の細菌が含まれていますので、まずはこの部分をしっかりととり除くことが、根管治療の長期的な予後に影響を与えます。【図59】

また歯髄をとり除いていくのと同時に、歯根の長さと曲がり具合を再度チェックしていきます。ここが根管治療で最も大切なポイントとなります。【図60】

歯根はまっすぐではなく、多くのものが曲がっているので、根管全体を探すのを途中であきらめてしまったり、先端の位置が正確に把握できないなどといった状況が出てきます。

根管の歯髄をしっかりとりきることができないと、いずれその部分が化膿する可能性が非常に

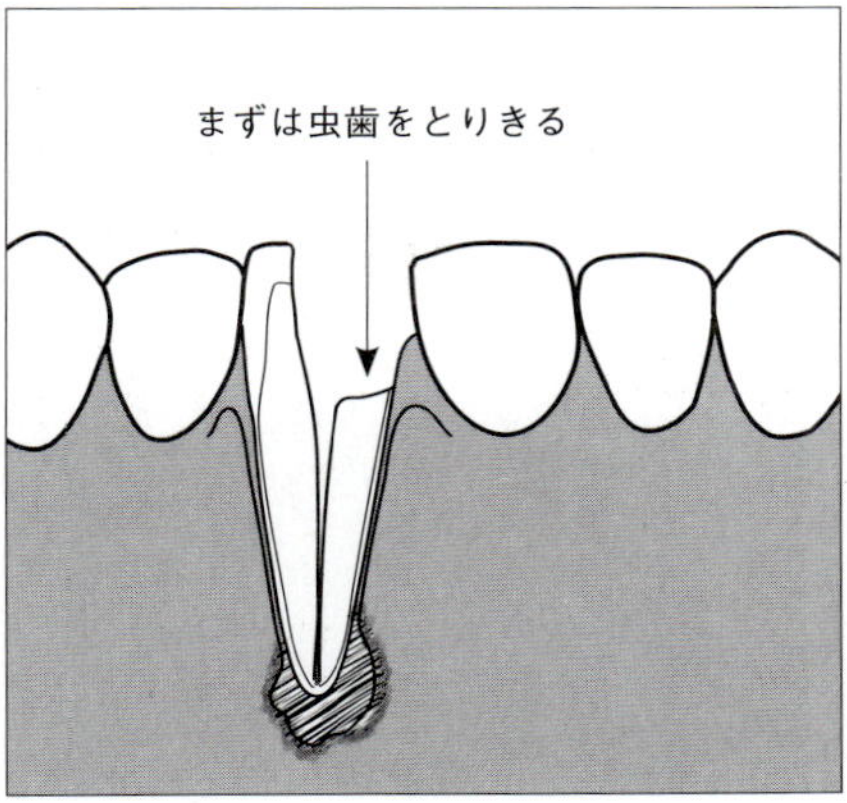
まずは虫歯をとりきる

図59　根管治療の手順①
虫歯の部分は細菌などによって高度に汚染されているので、まずはこの部分をとりきることが重要。

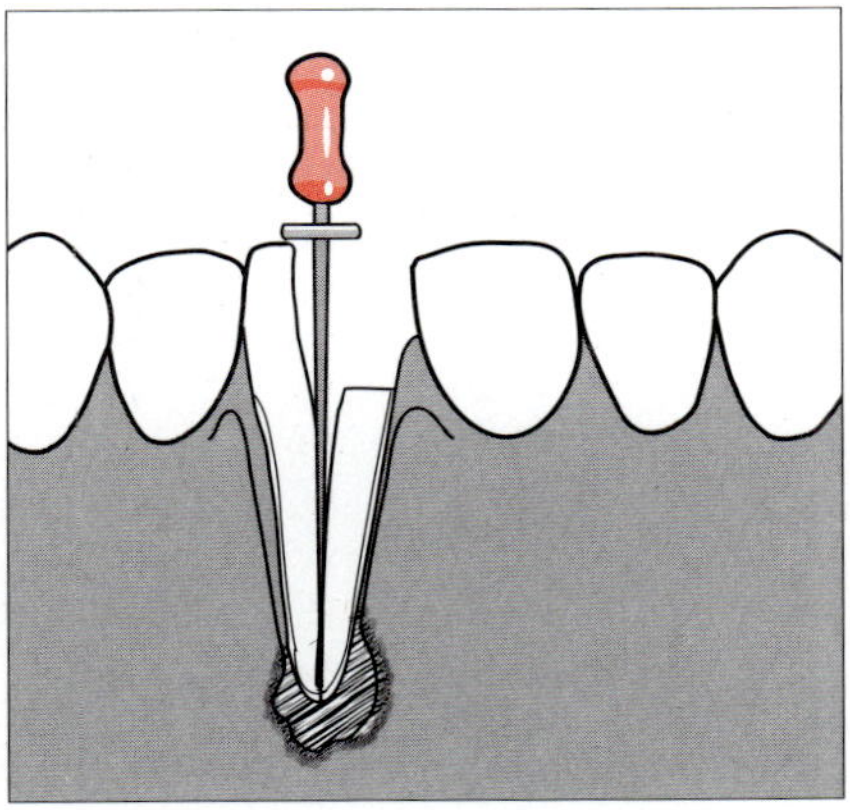

図60　根管治療の手順②
歯髄腔（根管ともいう）全体の長さや曲がり具合などを、リーマーやファイルといった治療器具で調べると同時に、歯髄をとり除いていく。

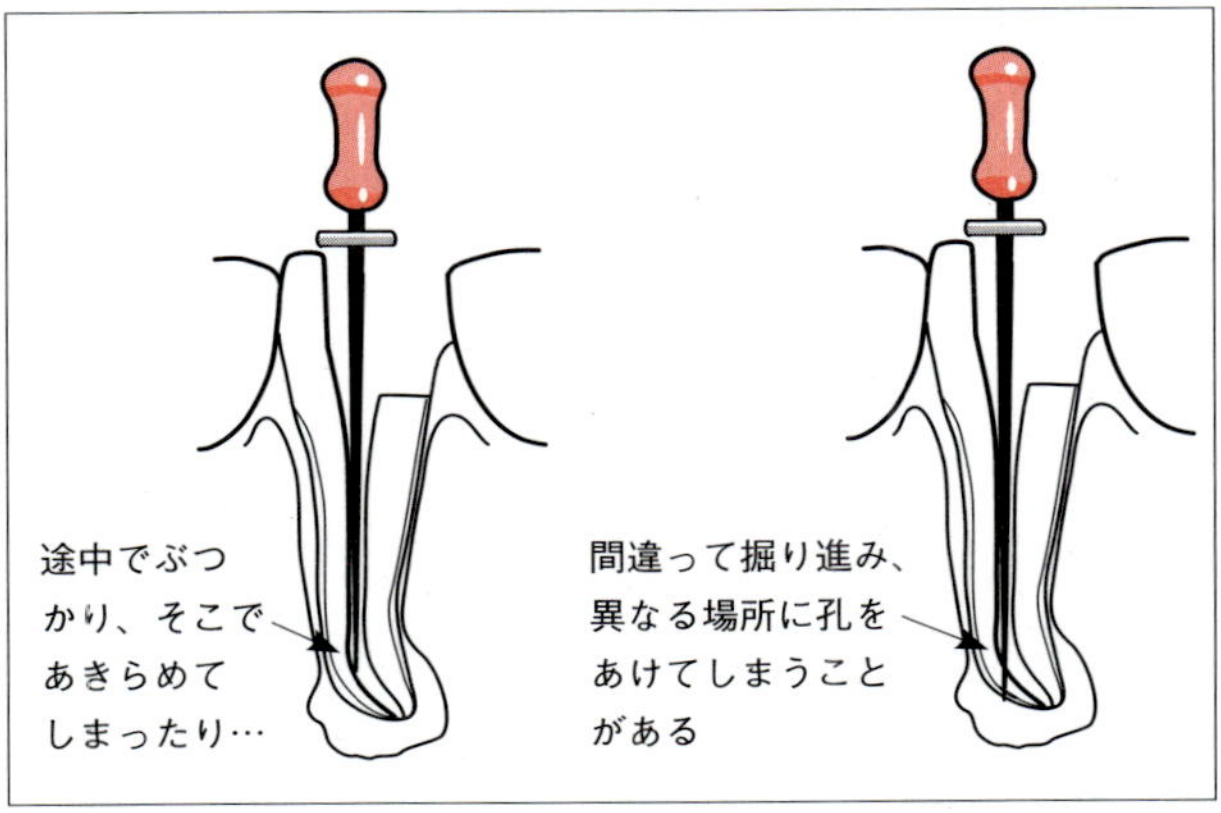
途中でぶつかり、そこであきらめてしまったり…
間違って掘り進み、異なる場所に孔をあけてしまうことがある

図61　根管治療が難しく、不完全になりやすい所。多くの失敗がこの治療の最初の部分で生じる。

高くなるので、再治療が多くなるのです。

また間違って掘り進んでしまう、本来の歯根先端とは異なる所に孔をあけてしまったりすることで、数多くの不完全な根管治療が生じています。【図61】

この部分の作業（穿通《せんつう》という）は、治療時間の70％程度を占める重要な部分です。リーマーを根管に挿入した状態で電気的に長さを測るのと同時に、レントゲン写真によっても長さと曲がり具合を精査します。ここで2通りの方法によって長さを測定することが大切なのです。

特に、この根管治療の途中でレントゲン写真を撮るという作業は、とても大切です。

本来、歯髄腔は身体の内部であり、そこには血流があります。そこに根管充填材《じゅうてんざい》（ガッタパーチャというゴムの一種で、歯に入れる薬）を入れるということは、人工股関節や心臓ペースメーカー、歯科インプラント、冠動脈に対するステント（冠動脈を広げる治療で使用する金属状の筒）をほどこす治療と、似ているとは思いませんか？

歯科治療では命に関わることが少ないので、似ていないと考えることもできますが、上記の処置はすべて、身体の中に人工物を入れるという意味では同様の行為なのです。

だからこそ、治療の途中で歯根の長さ、曲がり具合を調べること、薬を入れる位置を確認すること、薬を入れ終わった後に不備がないか確認すること、そして不備があった場合はそこから戻って修正することは、治療の方向性を修正・決定するための、とても大切なステップなのです。

②根管を拡大形成する

レントゲン精査後は、根管を拡大形成していきます。これは細菌によって汚染された歯の壁部分をとり除き、薬をしっかりとつめるための器づくりです。【図62】〜【図65】

根管の長さと曲がり具合がしっかりわかれば、この行程はそれほど難しくはありません。しかし力を入れすぎると、歯根先端が割れてしまうことがあるので注意が必要です。

歯は硬くもありますが、もろい性質も併せ持っています。歯根先端は歯の厚みが薄く、もろいので、時間をかけてゆっくりと形づくる必要があります。この治療にけっこう時間がかかるのも、このためです。

③根管を充填していく

しっかりと根管の拡大形成が終了した時点で、根管充填を行うための薬の試適を行います。ここで使われる薬は、ガッタパーチャというゴムの一種で、根の中で長い間安定する性質を持っています。これを拡大形成が終了した空間に緊密に充填していきます。【図66】

根元は歯髄が入っていた空間を緊密に充填することで、細菌が繁殖する空間をなくすことが、根管治療のゴールになります。

この根管充填が緊密でないと、隙間の部分が血液や組織液で湿って、再度化膿して痛みが出ることが多くなりますので、しっかりと緊密に充填することが大切です。【図67】

削りとられた根管（歯髄腔）が、再度汚染されないように、人工物で緊密に充填することで、

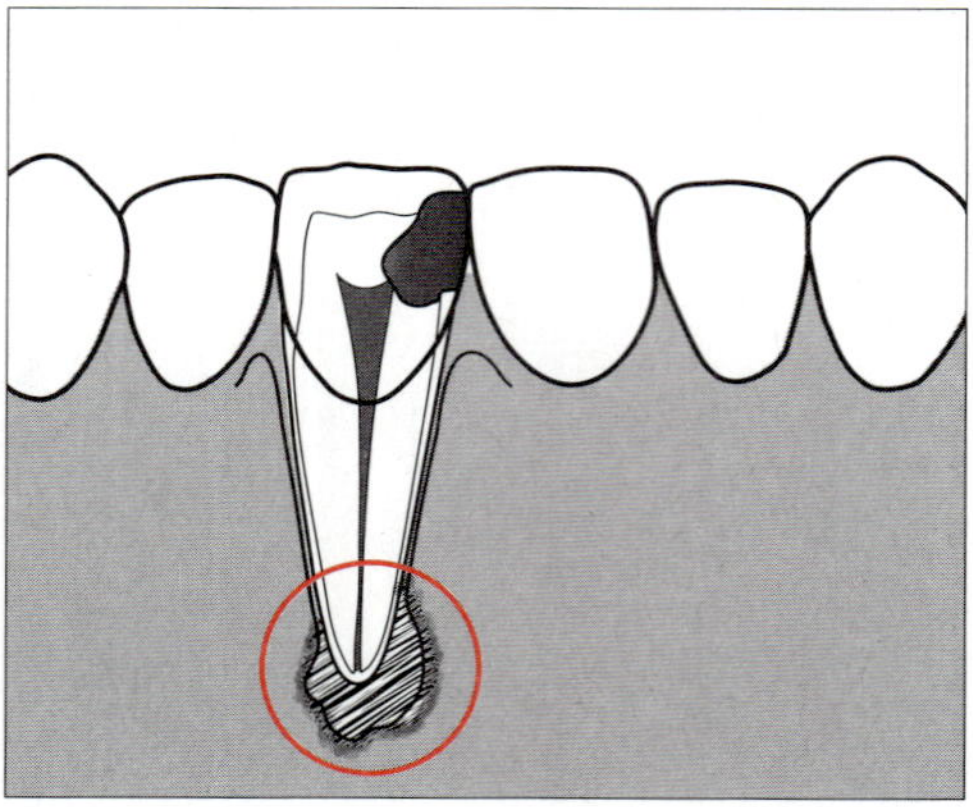

図62　治療を必要とする根尖部分。この部分の細菌感染と薬の充填不備が、治療の予後に影響を与える。

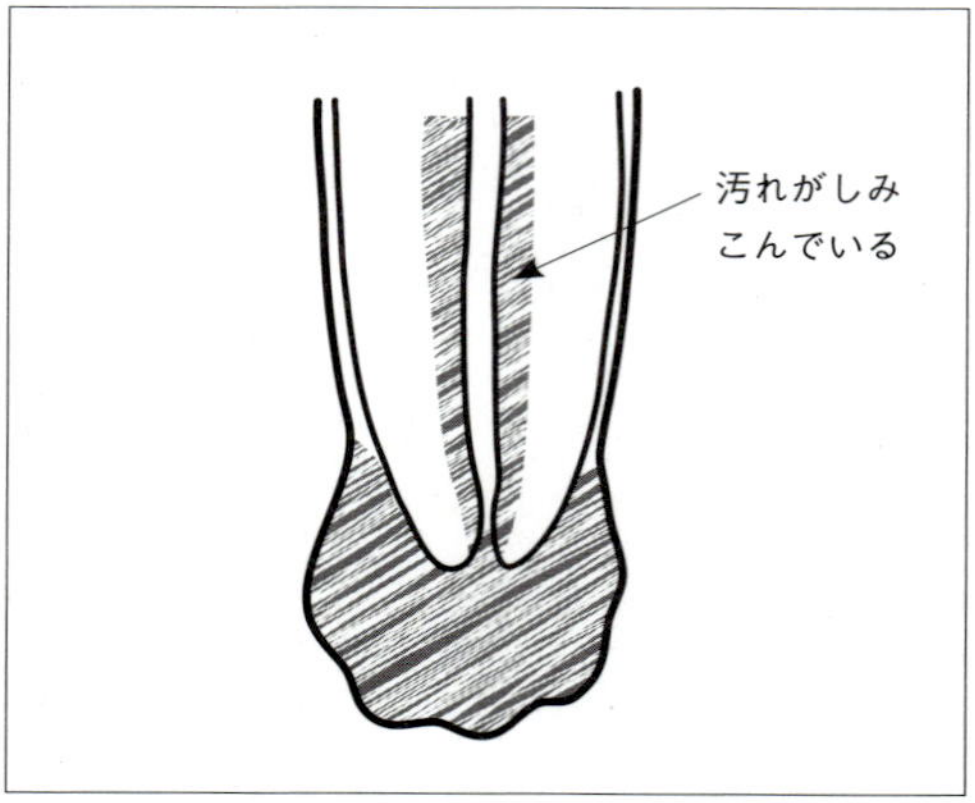
汚れがしみ
こんでいる

図63　【図62】の赤丸部分の拡大図。根尖周囲の歯の壁には、細菌感染や細菌の出す毒素、膿などで汚れがしみこんでいる。

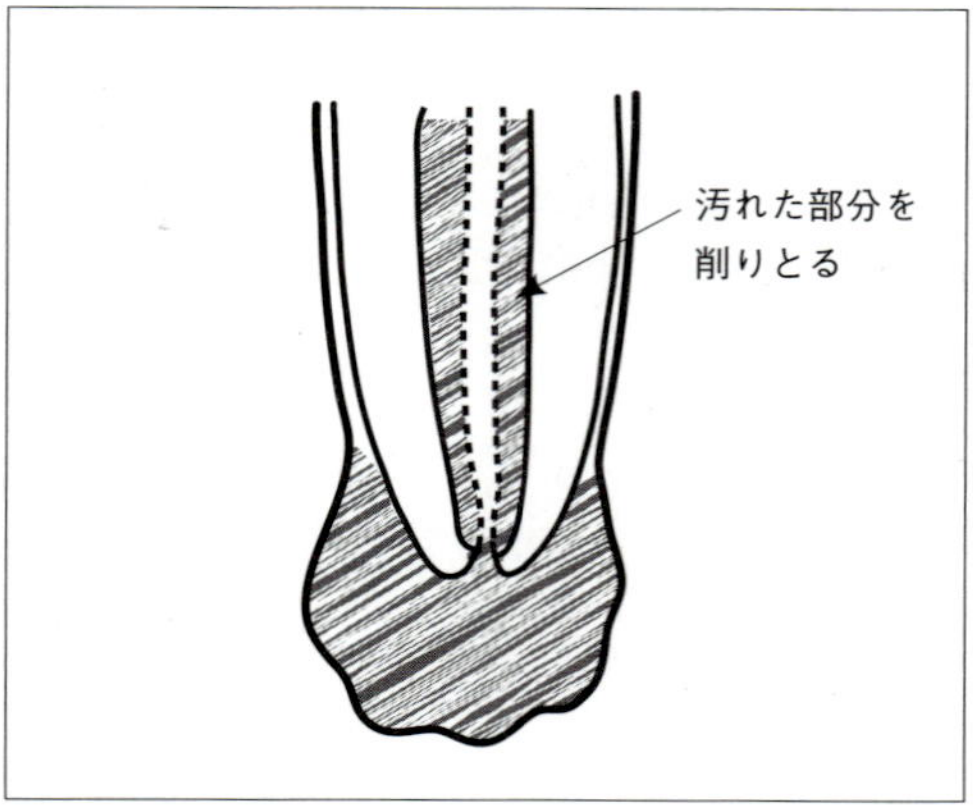
汚れた部分を
削りとる

図64　汚れがしみこんだ部分を、リーマー、ファイルといった治療器具を使って削りとってしまう。

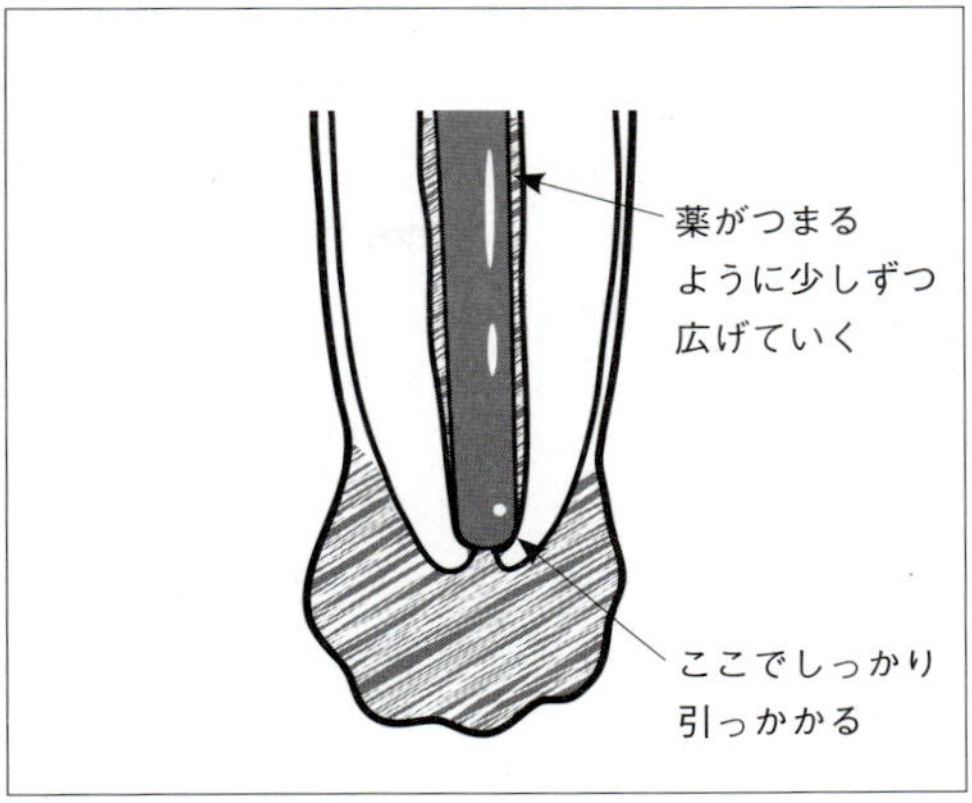
薬がつまる
ように少しずつ
広げていく
ここでしっかり
引っかかる

図65　先端部分にしっかりと段差をつくり、歯に薬を押しつけることができるように形づくるのが大切なポイント。

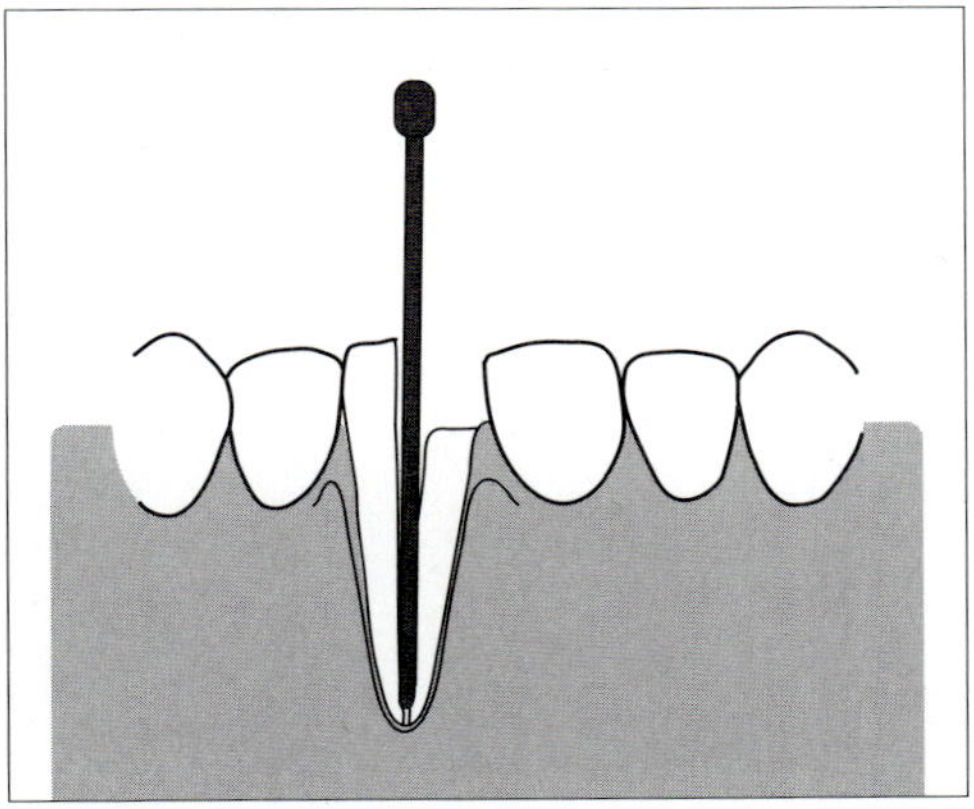

図66　根管の拡大形成（汚れた部分をとり除いて薬をつめる形づくり）が終了した時点で、根管充填（根に薬をつめる）のための薬の試適を行う。

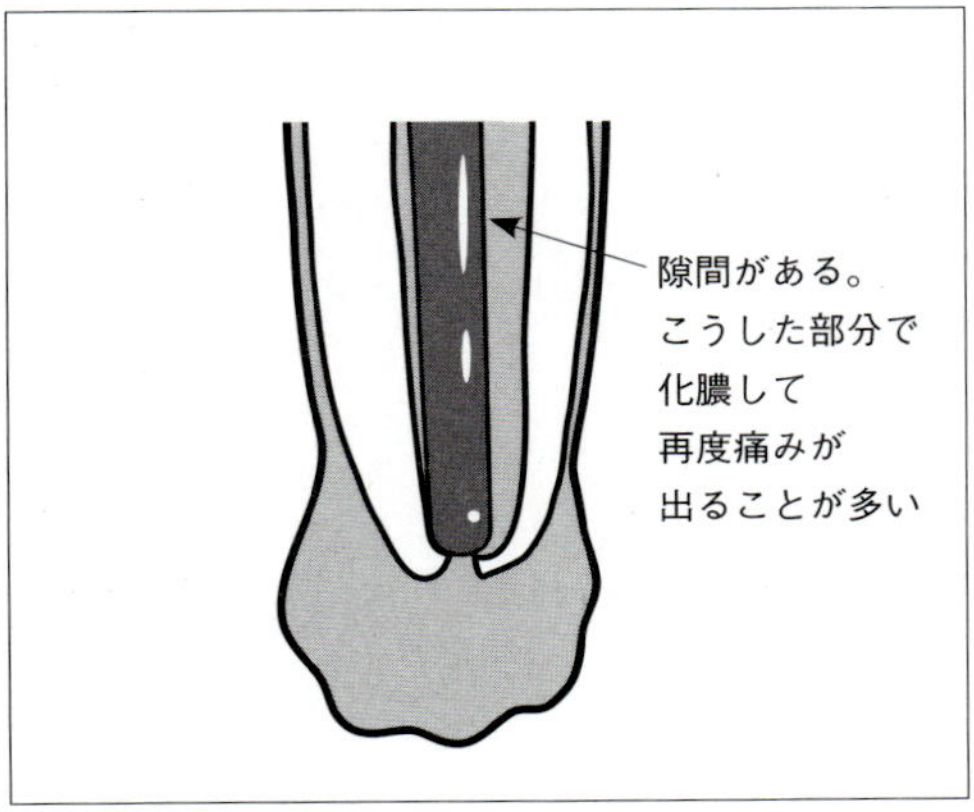
隙間がある。
こうした部分で
化膿して
再度痛みが
出ることが多い

図67　不完全な根管充填。緊密でないために隙間の部分が湿って、再度化膿してしまう。こうならないためにも緊密な充填が必要になる。

歯を抜くことなく、その後も使うことができるようになるのです。

こうして、根管充填材であるガッタパーチャポイントに、シーラー（酸化亜鉛ユージノールペースト）という糊の役目をするペーストをつけて、薬を根管につめていきます。【図68】

そうすると、歯根の先端から薬（シーラー）が飛び出るので、根管治療の後にズキズキとした痛みが出ることもあります。【図69】

これは擦り傷が海水などに触れると痛んだりする現象に似ています。歯根先端から出た薬の刺激による痛みは、1～2週間くらいで薬の吸収とともになくなっていくので、心配のある痛みではありません。

ここで要約すると、根管治療とは、神経が膿《う》んでしまった状態の歯を長く使えるようにするための治療方法だといえます。

根管治療をしっかり行っていない歯は、その歯を支える骨が壊れて（化膿してなくなってしまう）痛みが出たり、骨が溶けてなくなって膿《うみ》が出たり、歯が揺れてきたりします。【図70】

根管治療はこのような状態になるのを防ぎ、歯を使える状態に保つのです。また、一度根管治療をされている歯でも、再度しっかりと治療をやり直すことによって、膿などの各種症状を止めることができます。【図71】～【図73】

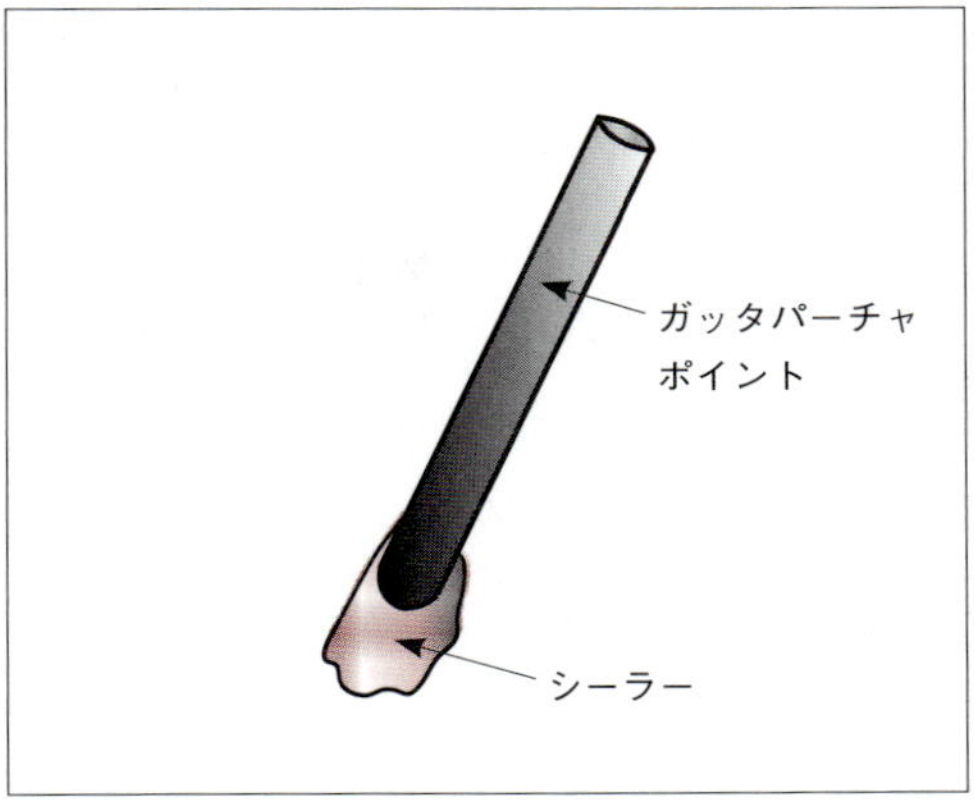

図68　根管充填材は、ゴムの一種で根の中で長い間安定する性質をもつ「ガッタパーチャ」と、糊の役目をする「シーラー」の２種類で成り立っている。

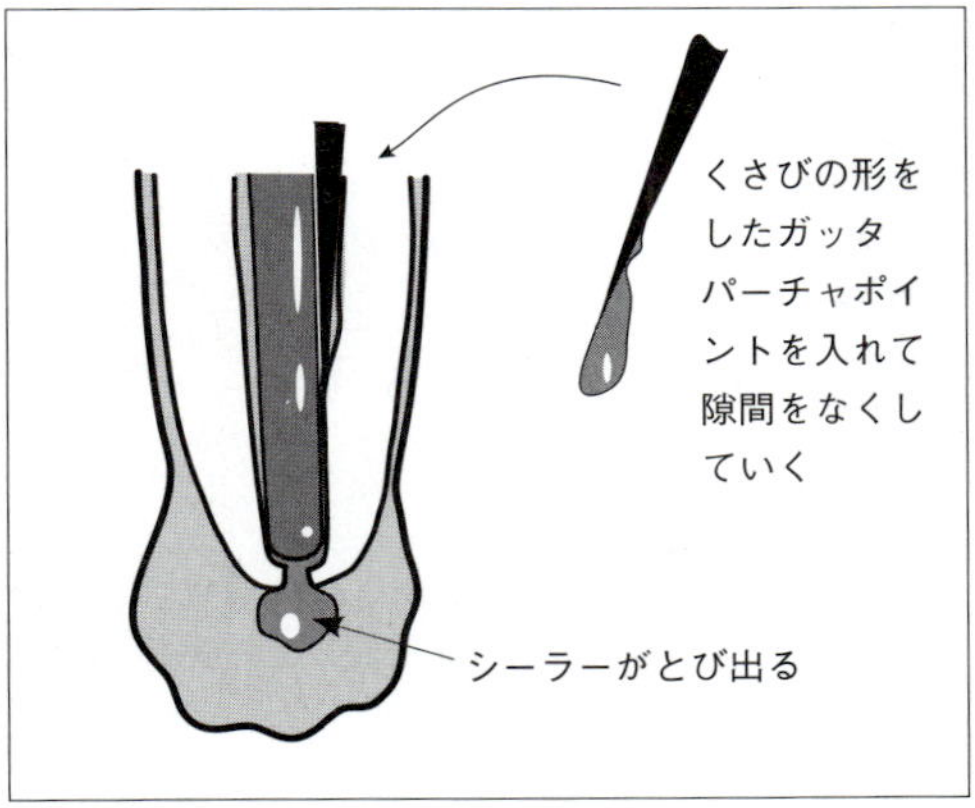

図69　緊密な根管充填を行う。マスターポイント（主となるガッタパーチャポイント）を１本入れ、残りの隙間にアクセサリーポイント（先端のとがったガッタパーチャポイント）を入れて、隙間を極力なくしていく。

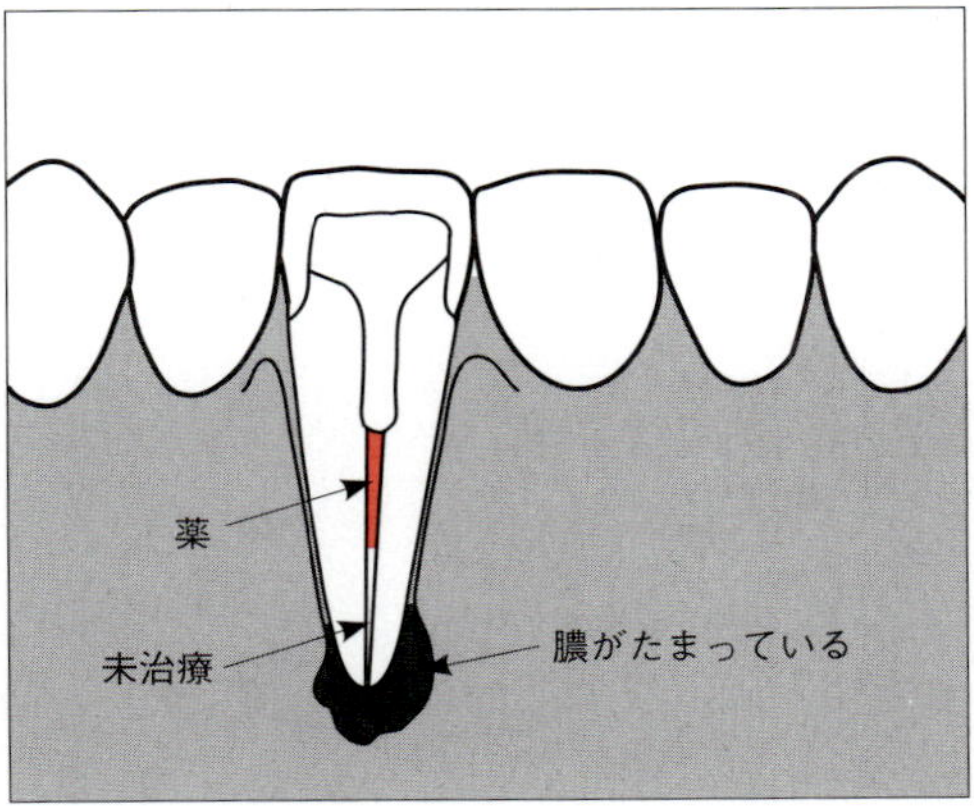

図70　根管治療が不完全で根の先に膿がたまっている場合。根管充填が根の先端まで緊密でないと、再治療が必要になるか、抜歯になるケースが多くなる。

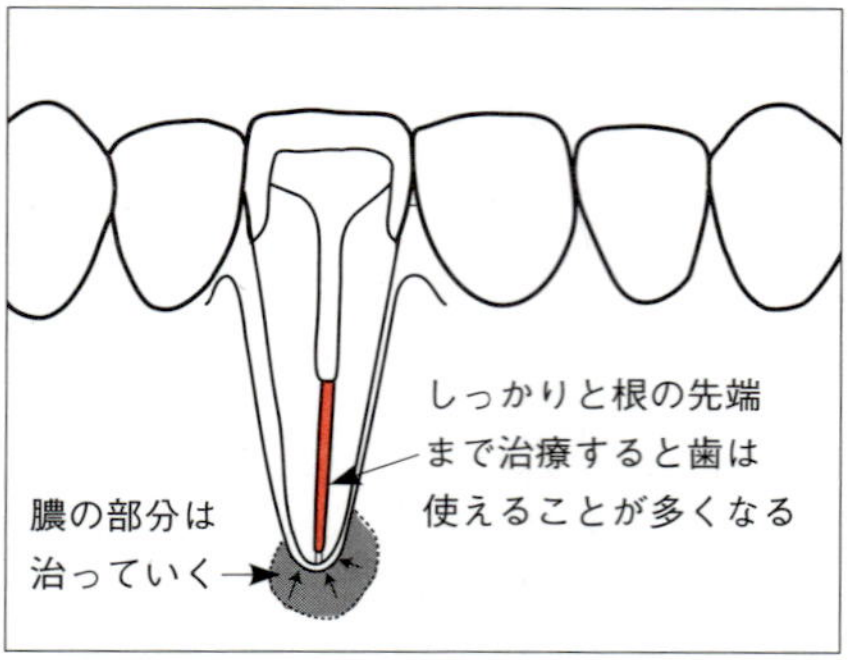
しっかりと根の先端
まで治療すると歯は
使えることが多くなる
膿の部分は
治っていく

図71　【図70】のような状態でも、再治療をしっかり行うことで歯を長く使うことができる。

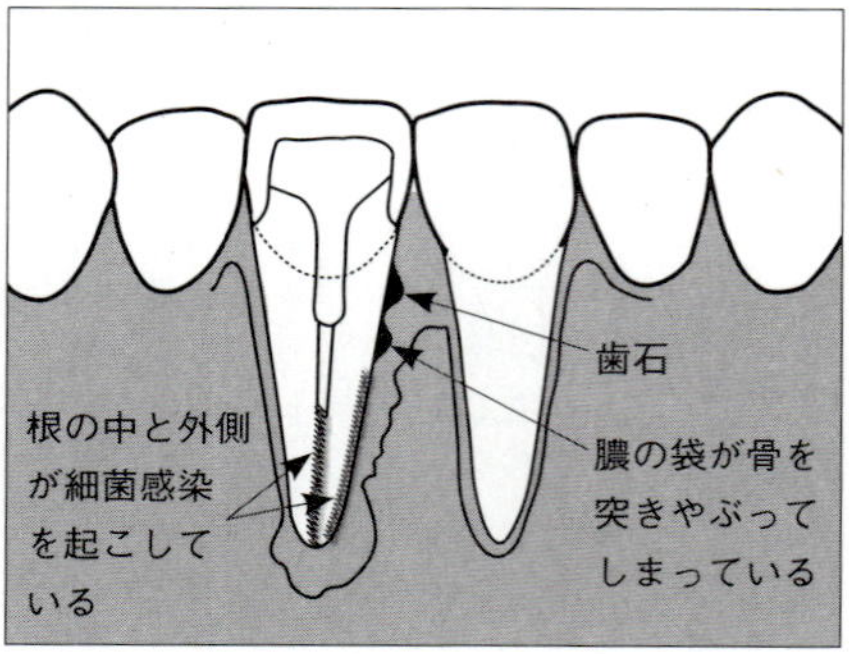
歯石
根の中と外側
が細菌感染
を起こして
いる
膿の袋が骨を
突きやぶって
しまっている

図72　根の中の病気と歯周病が併発した状態。医師が「抜く」という歯の多くは、このような状態にある。

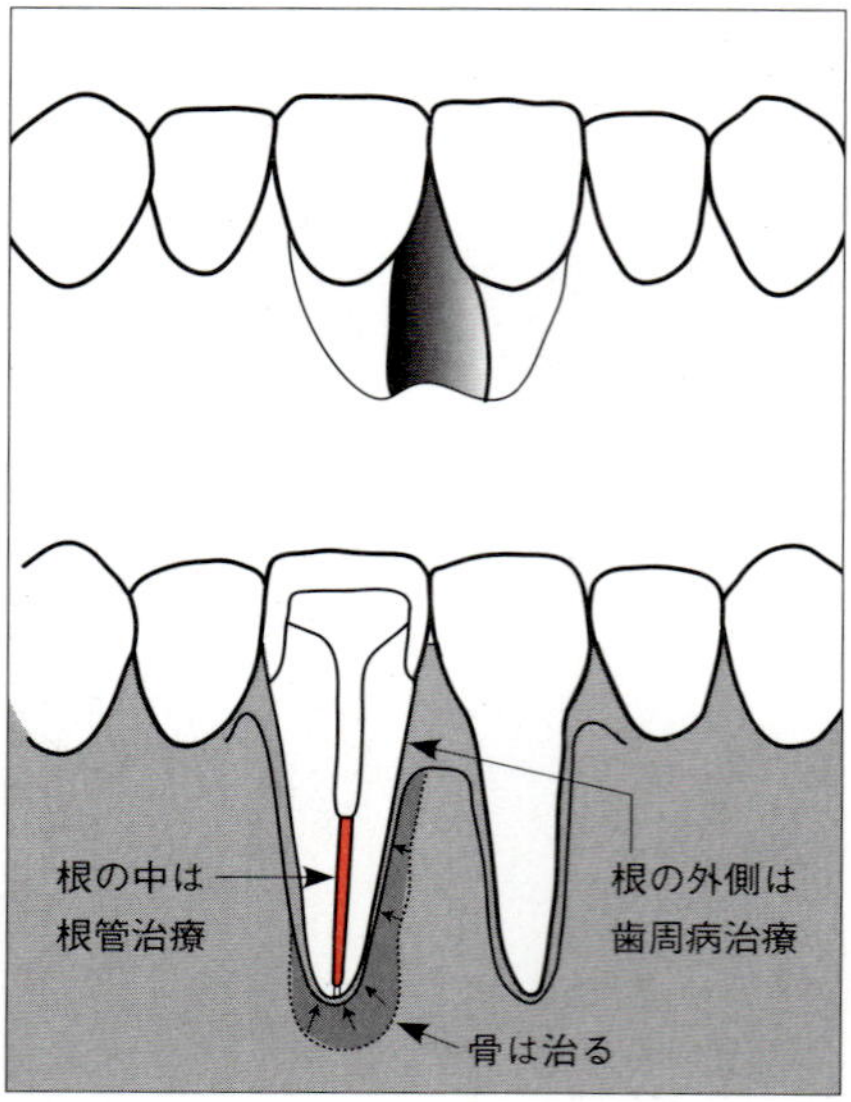
根の中は
根管治療
根の外側は
歯周病治療
骨は治る

図73　【図72】のような状態でも、根の中と外側の両方を治療することで、歯が割れてしまうまで使うことができる。しかし、こうした場合は、外からの見た目が悪くなりやすい。

神経をとった歯はもろくなる

ちなみに患者さんからは、「治療の後はどのくらい長持ちしますか」と聞かれることが多いのですが、それに対する最も適切な答えは「歯が割れるまで」というものだと思います。

歯の神経をとってしまうという行為は、木の枝から葉をちぎるようなイメージだと思っていただきたいのです。枝から離れた葉は、時間がたつごとにもろくなっていき、1か月もたつとパリパリと割れやすくなります。神経をとった歯は、本来の寿命の半分くらいになると私は考えています。

例えば、ある人が100歳まで生きるとして、50歳で歯の神経をとってしまうと、75歳くらいで歯が割れることが多いのではと感じています。

神経が生きている状態でも歯が割れることはありますが、神経をとった歯は、ことにその後の破折との戦いになります。

しかし、噛み合わせや残った歯の本数などで、長い間使い続けることができる歯も多くありますので、「治療の後はどのくらい長持ちしますか」という質問に対しては、個人差が大きいので予測がしにくいと答えるのが正しいと思います。

だからこそ神経はなるべく残す。歯もなるべく削らないことが大切なのです。そして、どのようにしたら虫歯や歯周病にならないか、その予防方法を患者さんに理解してもらい、それを実践してもらうことが、私たち歯科医療従事者の使命だと思います。

なぜ根管治療を行う歯科医院は少ないのか

二〇〇七年を表す漢字が「偽」であったように、この年は、耐震偽装、食肉偽装など、いろいろなことがありました。見えない所は手を抜くという行為が、様々な業種、というより全ての業種に存在しているということなのでしょう。

また最近では、モンスターペアレンツや、モンスター患者などという言葉がいわれるようになってきました。

仕事を頼む方、請け負う方、ともにモラルというか、ルールがなくなってきているのだろうかと思うと、寂しい感じがします。

歯の治療は、かぶせものなどは患者さんも直接、鏡などで見ることができます。しかし、歯の根の中の治療や、歯根の外側の治療である歯周病治療など、見えない部分の治療は、丁寧でないこともあるようです。

それに付随して、根の治療や歯周病治療、予防処置などにかかる治療費は、日本の健康保険制度の場合、世界的に見ても1/10～1/6という低い額に設定されているため、歯科医院の経営の中で赤字部門になりやすく、まじめにやればやるほど医院経営的に苦しくなるという現状もあります。

歯の治療は本来とても時間と手間がかかるものです。そうでなければ歯科大学に6年間、研修医として1年間、トータルで7年間という長い期間をかけなくては、歯科医師という仕事ができないという制度にはならなかったと思います。

しかし、ふたを開けてみると、いまだに30分に1人の予約で、マグロの競り市のように患者さんを並べて歯医者が飛び回る診療所もざらにあり、所によってはそれが1時間に10人、1日70〜80人を診ていることもあるというのですから、これにはいろいろな疑問を感じます。

床屋や美容院、また何かのプライベートレッスンをしたとしても、それにどれくらい多くの時間がかかるかを考えれば、このような状況をおかしいと感じられるのではないでしょうか。

面倒くさくて、儲からないことはやらない。歯を残すことは本来とても難しいのでできない（なぜなら、歯を抜くことが最も簡単な原因除去療法であることは間違いないからです。健康保険の最低限度の医療では、歯を抜くことが、時間・コスト・処置内容からも妥当なのかもしれません）。

したがって、しっかりと根管治療を行う医院は少ないのでしょう。

２匹のこぶたと歯のおうち①

歯のおうちに住む、こぶたのフーちゃんとブータ君。

フーちゃんは毎日せっせとおそうじ。でもブータ君は、ぜんぜんおそうじしません。

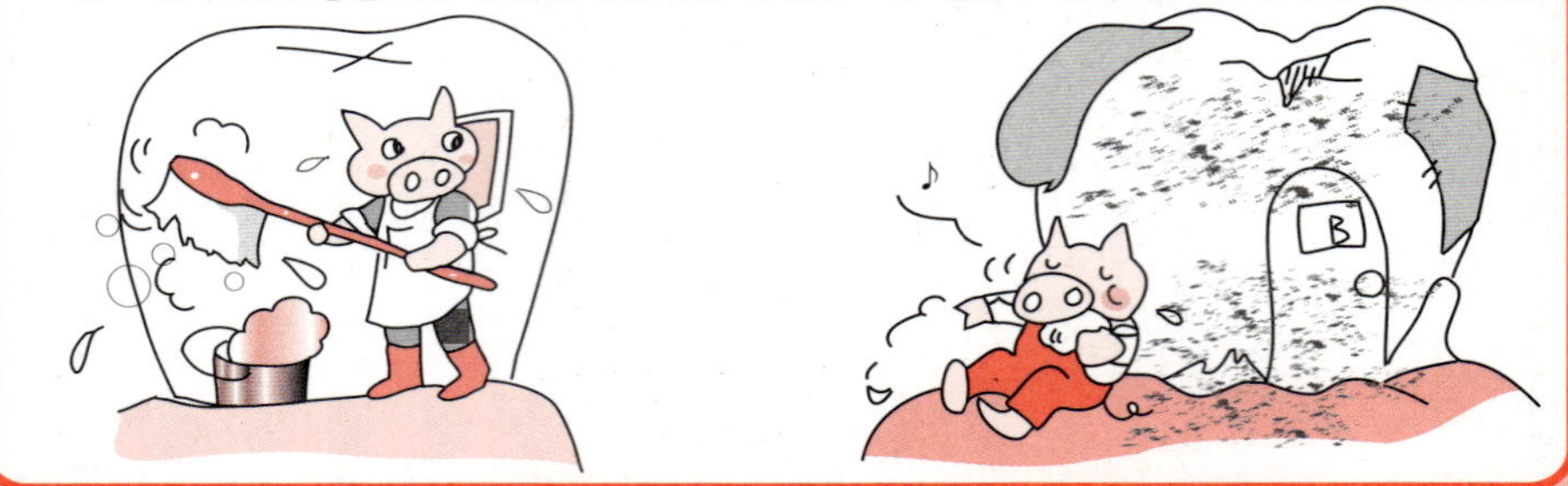

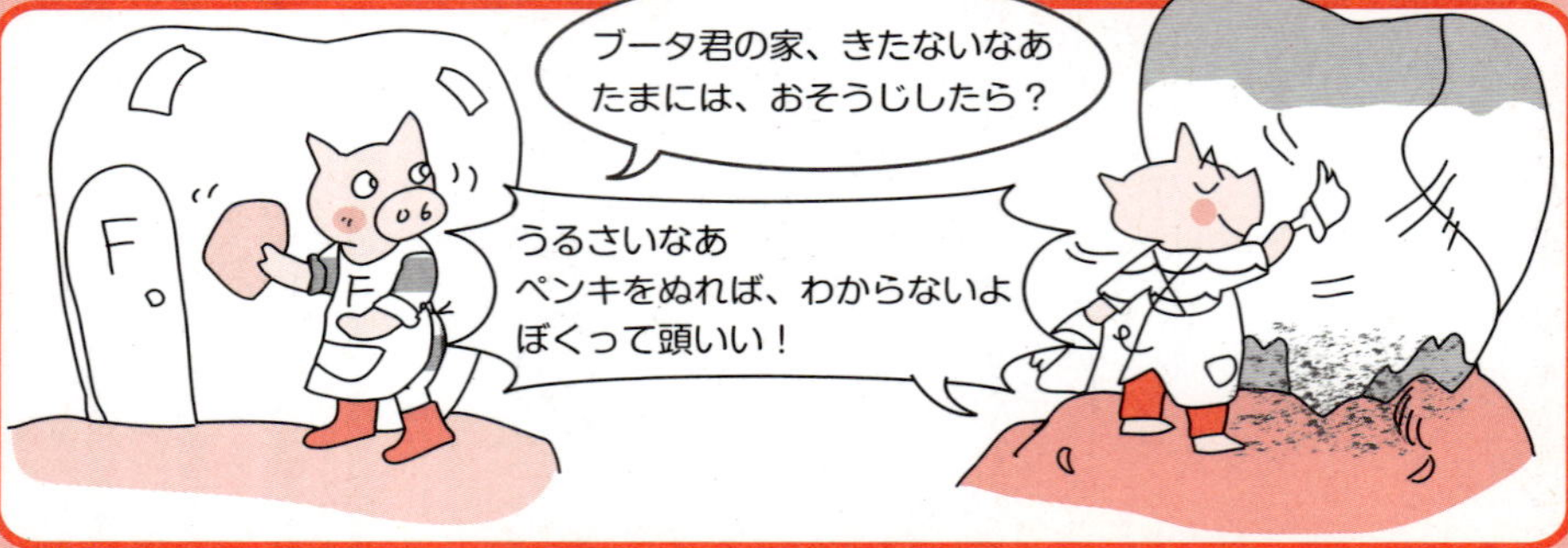
ブータ君の家、きたないなあ
たまには、おそうじしたら？
うるさいなあ
ペンキをぬれば、わからないよ
ぼくって頭いい！
F

でも、しばらくすると…。

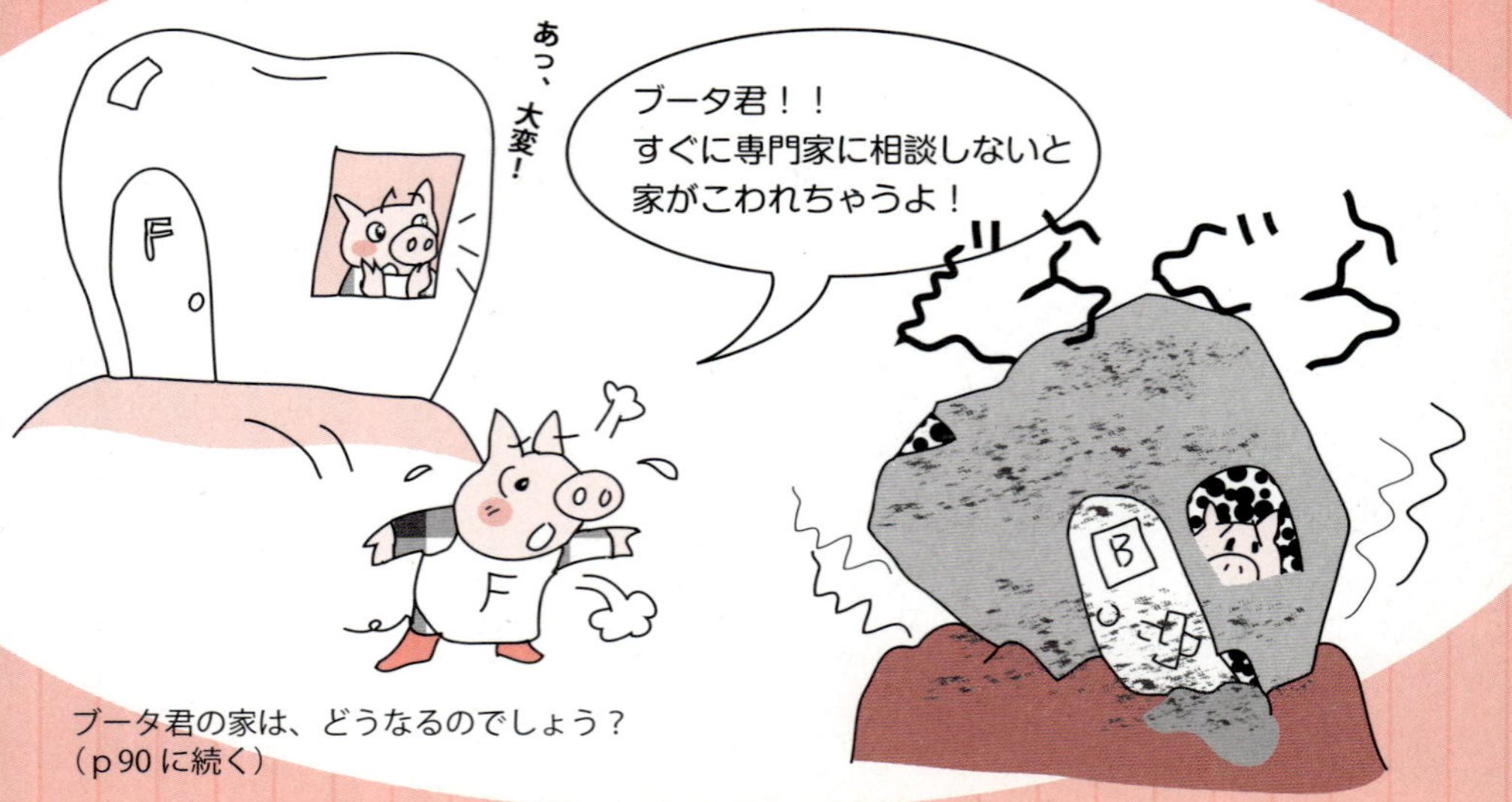
あっ、大変！
ブータ君！！
すぐに専門家に相談しないと
家がこわれちゃうよ！
F
B

ブータ君の家は、どうなるのでしょう？
（ｐ90 に続く）

第5章

現在の歯科医療の問題点とは…

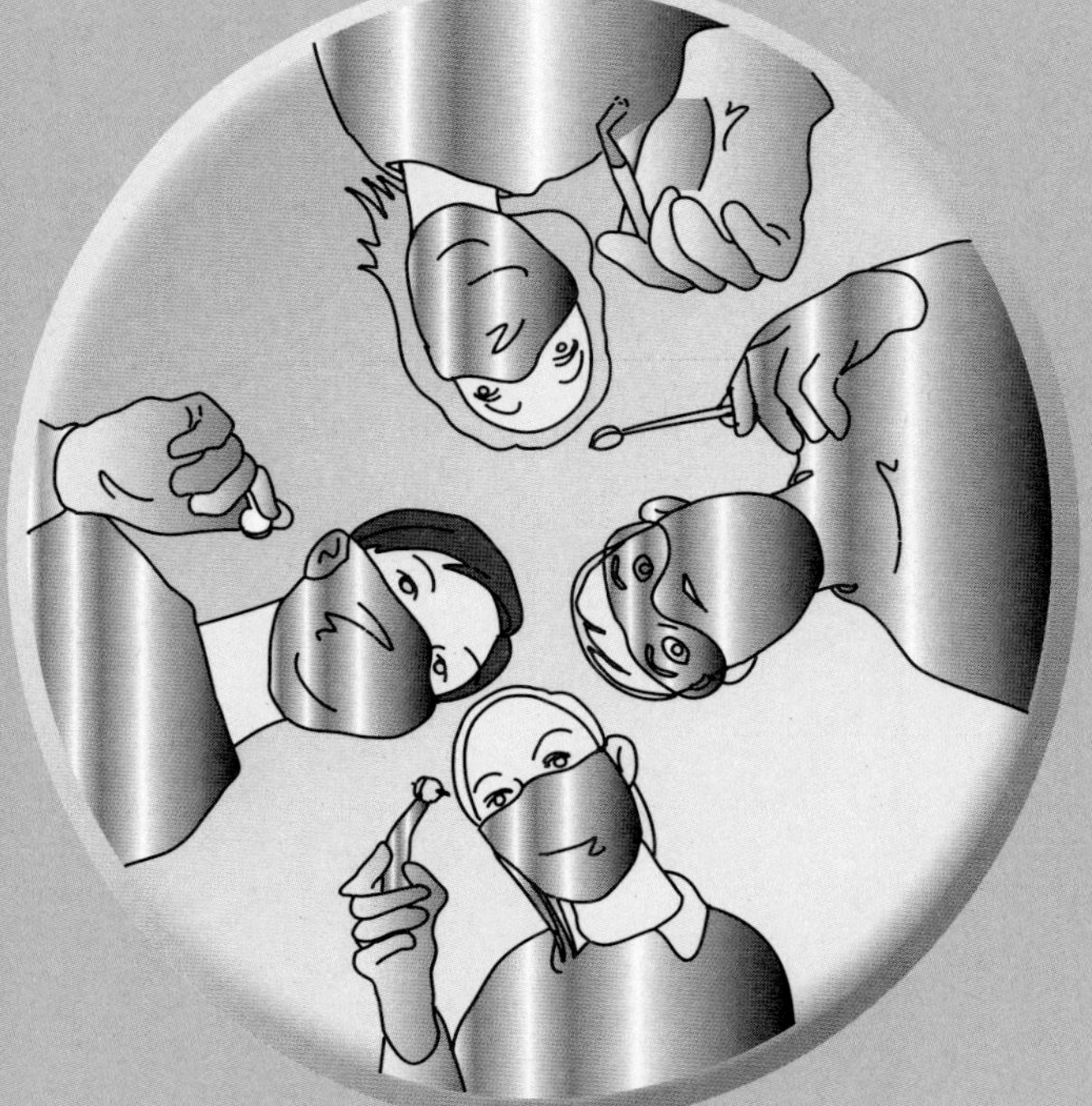

保険診療と自由診療、その問題点とメリット

「歯科技工士」からの問題提起

歯の治療は、やり直しが多いと感じられている方は多いと思います。

2008年1月1日の日本歯科新聞で、日本歯科技工士会の会長が次のようなことを述べていました。

保健統計上、義歯やかぶせものなど、歯科補綴《ほてつ》装置の耐用年数が短いこと。その理由としては、装置が脆弱《ぜいじゃく》、歯内療法（歯の根の治療）の時間が不十分、設計や調整の不備、不可抗力などをあげられていました。

問題の根本は保険制度であって、歯科医師の繊細な治療への意志を失わせ、不心得な耐用年数の短い「拡大再治療の繰り返し」を誘引している、とまで表現されて、憂いを抱かれていました。

私の眼にとまったのは、数ある治療の中から歯内療法のみがとりあげられていた点です。「見えない所はいい加減」という風土は、いつの間にできあがったのでしょうか？

歯の治療は、患者さん、歯科医師、歯科衛生士、歯科技工士が連携して行っていくものです。治療を手伝ってくれる技工士の方々からも、このような意見があるという現状を踏まえた上で、

この本を読んでくれている皆さんには予防を意識していただきたいと思います。歯医者がまだ触っていない、ご自身の歯を守るため、つめたり、かぶせたりしてある歯を長持ちさせるために、毎日の生活の中で無理なく予防を意識していただきたいのです。

私自身は、治療後にやり直しがゼロになるように、知識・技術の向上に努めるとともに、歯科を通じて健康に貢献できる歯科医師になれるように努力していきたいと思っています。

保険診療の問題点

私は、現在、一般的に行われている保険診療による歯科治療には、次のような問題点があると考えています。

①診療にかけられる時間が少ない

歯科治療は出血を伴う外科処置の一種であり、処置前の準備、処置内容、処置後の感染対策など、どれをとっても流れ作業が可能なものではありません。しかし、医院経営の点からは、１日の患者数は25人程度必要であるという現実があります。

したがって、１人の処置時間は15～20分になりやすいのです。大学病院などでは、１時間の予約時間が確保されている所も多いのですが、これを一般歯科診療所で行うことは事実上不可能です。

一方、大学病院においても、熟練した医師たちは会議や講義、研究、教育などがあるため、新人や研修医が治療を担当することが多く、大学病院での診療は担当医によって質のばらつきが出やすいという問題点があります。

歯科医院は、もはや経済的には成立しえなくなっているのではないか――そう感じているのは、私だけでしょうか。

②予防処置については保険請求ができない

現在の保険制度は、疾患に対する処置についてのものなので、仕方のないことなのですが、ここにもまた治療と再発の悪循環があります。そのため、健康に、より美しくといった観点からは、保険診療を適応できないのです。

③時間が少ないために一連の処置において手順をとばすことがある

治療に際して、ラバーダム防湿を行っている歯科医院は、ほとんどありません。しかしこれは、様々な歯科の教科書にも記載されている、重要で基本的な処置なのです。ラバーダム防湿を行わずにいろいろなものをつけようとしても、乾燥状態ではないので完全にはつかずに、つめた脇から虫歯ができたりします。

また虫歯の部分の除去が不完全なこともあります。時間がないからとりきらないのか、神経を残したいからなのか、または知識がないのか、面倒くさいのか、患者さんが多すぎるのか。おそらく様々な理由があるのでしょう。

しかし、虫歯の部分をとりきることなく、つめたりかぶせたりするために、再発が多いのだろうということは予測できます。完全に虫歯をとりきってつめるためには、小さい虫歯でも1時間くらいはかかるものです。

④基本的なことを行わない

病気や予防についての説明を理解して実行してもらう――この一番大切なステップを省いていることが、最大の問題でしょう。

私は歯科大学に入学した年に新たな虫歯が1つできましたが、それを治療した後は、再治療以外で新たに虫歯になった歯はありません。再治療の部分も、6年前に治療したのが最後です。しっかり予防できれば、治療の間隔を5～6年、いやもっと長くすることも可能なのです。

これは歯医者の問題、患者さんの問題、そして行政などの制度や環境の問題などがからみあった複雑な問題だと思います。


また患者さんの側にも、予防的な考えが薄く、歯を十分にみがかない人がいるという問題点があります。また、予約時間を守らない人のために他の患者さんの処置時間に支障をきたしたり、仕事優先で最後まで診療を受けることができないなどの状況があります。

まず必要なのは、自分の健康は自分で守るという考え方を育てることです。生活習慣病（虫歯も歯周病も高血圧も糖尿病の一部なども）にかけていた医療費がなくなれば、もっと必要な部分にお金を使えるようになるでしょう。そのためにも、日々のちょっとした習慣と節制が重要なのです。

やはり結局は「人」なのだと思います。しっかりと日々の診療を行っている歯科医師の所からの転医は少ないものです。診療する方、される方の、相互信頼が大切なのでしょうね。

ここまで、現在行われている歯科保険診療の問題点を書いてきましたが、保険診療は日本のどこで病気になっても同一の治療費で医療が受けられるという、すばらしい制度でもあります。しかし、時代の変化によって問題点が多く出てきているのでしょう。

ますます人口が減少していく今の時代、制度が破綻する前に対策を考えて、実行しなくてはならないのではないでしょうか。

自由診療のメリットは？

では、自由診療（保険外診療）にはメリットはあるのでしょうか？

自由診療は材料で善し悪しが決まるものではありません。まさに時間工賃といった概念だと思います。

どんなに良い材料を使ったとしても、料理を知らない人が作れば、おいしくないものができます。どんなに設備の整った整備工場でも、実際に整備を行う人間が初心者であったり、疲れきっていたりしたら、思わぬミスが生じかねません。そのミスに気づかずに、全てがだめになることもあるでしょう。

つまり、知識、技術を持った人間が、やるべきことを行う時間に対する費用が自由診療なのです。

それを材料がセラミックだからとか、インプラントのシステムが良いものだからなどといって、材料で治療費、値段が違うのは、大きなごまかしがあると考えていいと思います。

やはり、最終的には人なのです。人を見て、見きわめて、仕事、治療を頼むという姿勢を持たれている方は、あまりこの本を手にとる必要はないかもしれませんね。

引っ越したから、近くに新しい歯医者ができたから、そんなことで担当医を代えてはいませんか？　引っ越す前に、以前の担当医に紹介などが可能か相談しましたか？

髪の毛や爪は一度切ってもまた伸びてきます。しかし、歯は一度削ったら元には戻りません。

やはり、しっかりと人を見ることが大切なのです。この本が、少しでもそのお役に立てば嬉しいですね。

2匹のこぶたと歯のおうち②

高かったけれど、ブータ君はインプラントの歯の家に建てかえました。

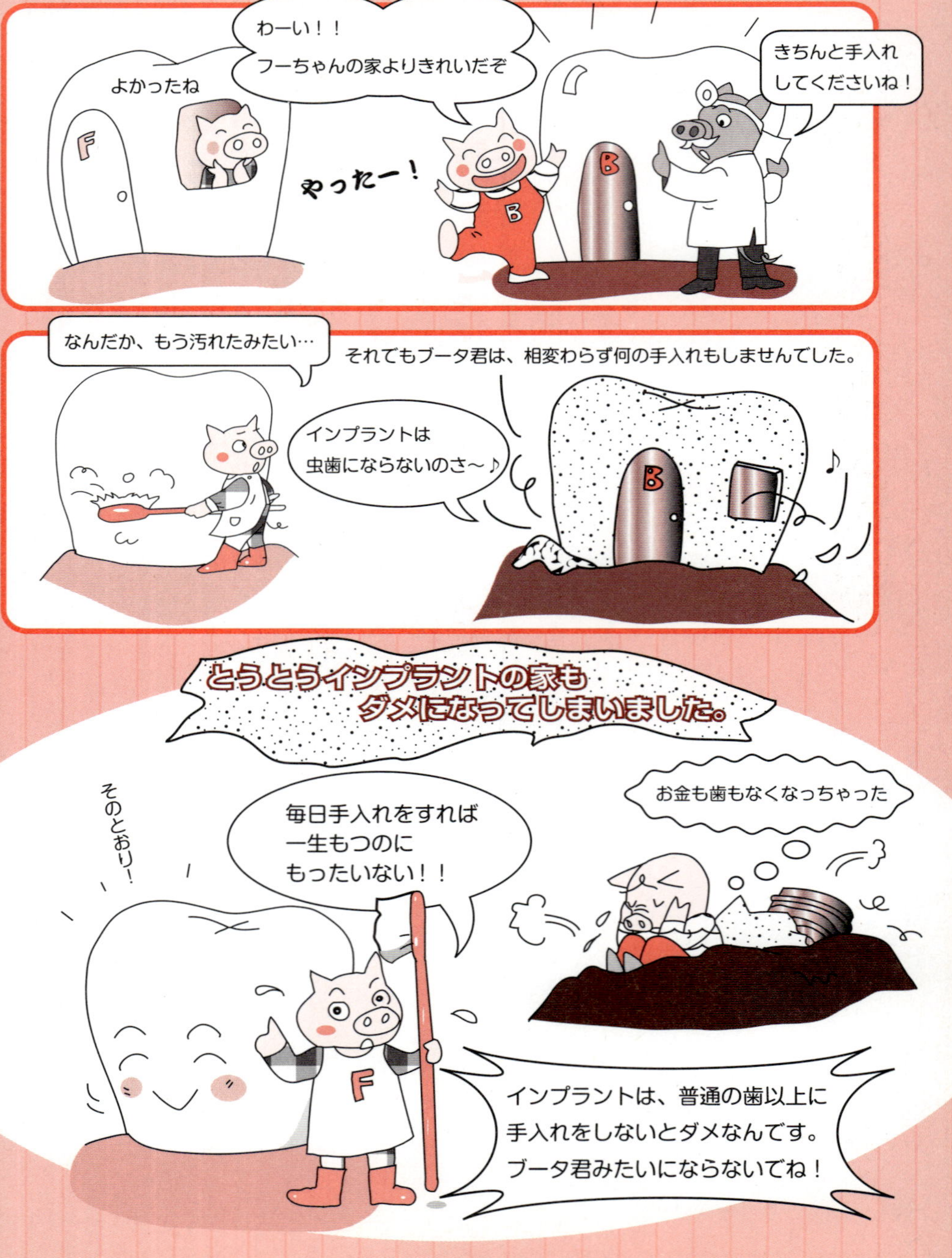

よかったね
わーい！！ フーちゃんの家よりきれいだぞ
やったー！

きちんと手入れしてくださいね！

なんだか、もう汚れたみたい…

それでもブータ君は、相変わらず何の手入れもしませんでした。

インプラントは虫歯にならないのさ～♪

とうとうインプラントの家もダメになってしまいました。

そのとおり！

毎日手入れをすれば 一生もつのに もったいない！！

お金も歯もなくなっちゃった
インプラントは、普通の歯以上に手入れをしないとダメなんです。ブータ君みたいにならないでね！

第6章

私が目指す歯科治療

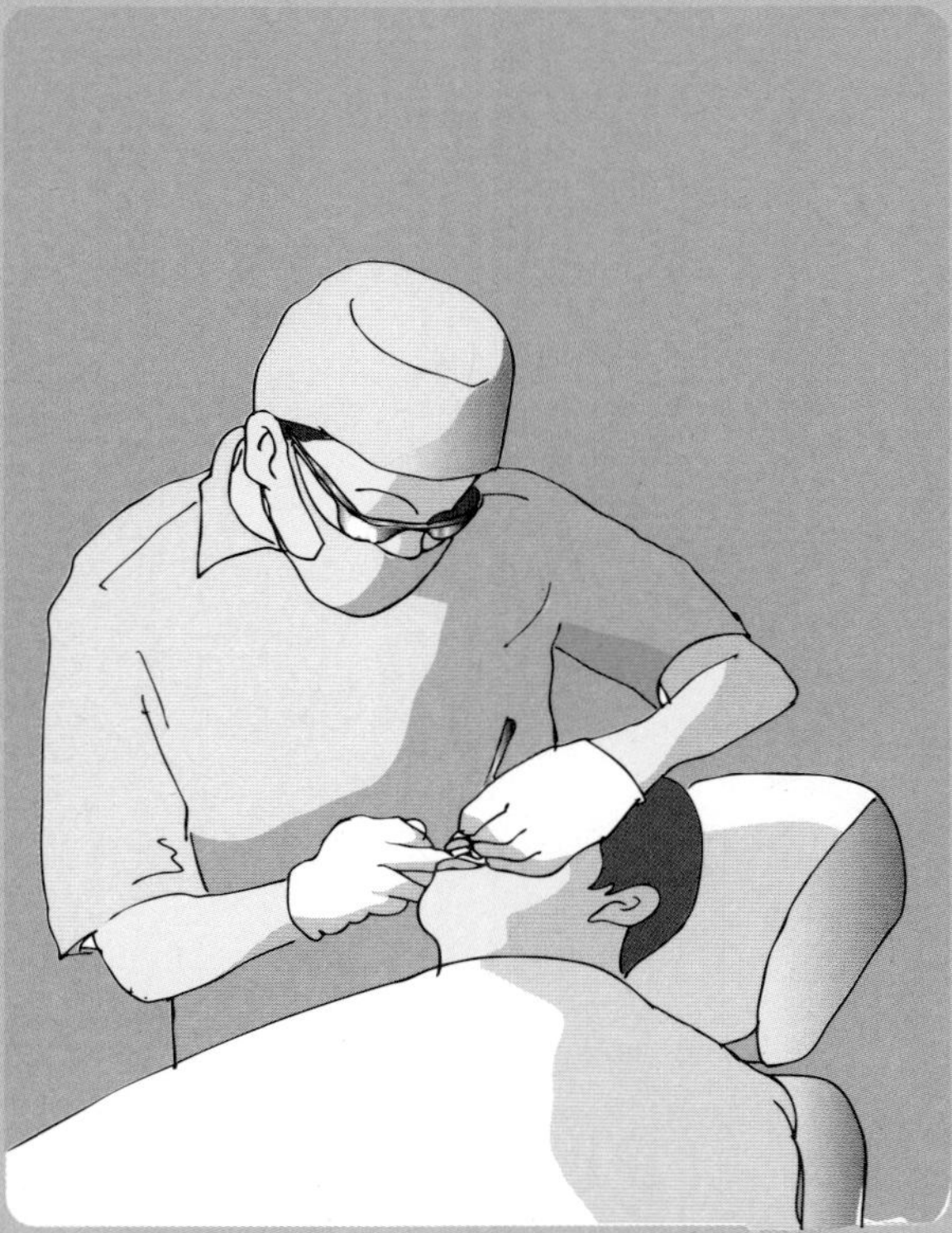

基本を守り、時間をかけて丁寧に治療する

大事なのは「予防」と「原因除去」

虫歯と歯周病、この歯科の二大疾患には共通する点があります。それは、細菌感染症、生活習慣病であるということです。

ということは、その原因である細菌感染を徹底的にとり除くこと、つまり歯の中と外側の感染源をとりきるのが大切だということです。

それでは、そのためにどのような治療を行えばいいのでしょう。

・虫歯を完全にとりきって、つめものやかぶせものをすること。

・神経をとって薬をしっかりつめること。

行う治療は、大きく分けてこの2つです。言葉でいえばたったの2行ですが、これをしっかりと行うには、実はとても時間がかかります。

私が治療させてもらう患者さんは、その多くが再治療の方です。歯科の世界では、このような再治療が多いのが現実です。

しみる↓つめる↓また、しみる・痛む↓神経をとってかぶせる↓痛む・グラグラする↓抜く↓ブリッジにする↓痛む・歯が割れる↓抜く↓入れ歯にする

1つの処置が連鎖的に進み、やがて抜歯しか選択肢がない治療になっていく。そこで最も大切なのは、この連鎖を止めることができる予防と原因除去療法なのだと、私は考えています。

原因除去は専門的にはとても難しいことです。大きな視点で見れば、虫歯・歯周病になる原因をとり去ることは、予防にもつながります。そしてもう少し小さな視点から見れば、再発を防ぐ処置を原因除去としてとらえることができると思います。

歯医者と患者、問題点は双方に

どうして、「しみる↓つめる↓また痛む」というような連鎖が、多く起こるのでしょう？

これには、歯医者と患者さんの双方に責任があると思います。

いくらしっかりとした治療がされていても、患者さんがブラッシングをしてくれなかったり、間食が多い生活をしていたりすると、新たな虫歯や歯周病へのリスク、そして再治療へのリスクも高まります。

これには、歯医者の側が予防についての知識を患者さんに伝え、実践できるレベルまで理解してもらうこと、気づいてもらうことができていないということと、患者さんの側が実行できな

かったり、興味を持てないという、2つの問題点があります。

だからこそ、治療に入る前、そして治療中、治療後や定期検診のときには、医師と患者、双方がしっかりとしたコミュニケーションをとり、予防についての考えを理解・実践していくことが大切なのだと思います。

丁寧な処置には時間がかかる

虫歯の処置では、歯の神経を残して虫歯を完全にとりきってから、次の処置に進んでいきます。これにはとても時間がかかり、丁寧な処置が必要です。

私も、学生時代には、こんなにも大変なことだとは思っていませんでした。奥歯のインレー（金属のつめもの）の中が虫歯になっているとき、だいたい平均すると虫歯を完全にとりきるには、まず1時間はかかります。

また、この虫歯をとっているときに歯髄《しずい》が露出する危険があるので、ラバーダム防湿をかけて虫歯の除去を行う方が良いのですが、ほとんどの歯医者さんはこれをやっていないようです。

ラバーダム防湿をかけて、カリエスディテクター（う蝕《しょく》検知液）という虫歯の部分を赤く染める液を使う。または虫歯の部分だけを削ることができるプラスチック製のバーを使用して、虫歯の部分だけを丁寧にとることができれば、術前にズキズキとした自発痛がない歯のほとんどは、神経を残してつめなおしたり、かぶせなおすことができます。

しかし、これを実際に行うには、少なくとも歯科医師がつきっきりで、1~2時間程度の処置時間が必要になります。

歯をもっと大事にしてほしい

歯1本のためにここまでする必要があるのか？　といった考え方も、もちろんあるでしょう。しかし、神経をとってしまった歯に次に訪れるのは歯の破折です。そして抜歯という運命に多くが移行していることを考えると、この流れを止めるために、1本の虫歯の予防、1本の歯の神経の保存、1本の歯の根の治療に時間をかける、そういうしっかりとした治療が大切だと、私は思うのです。

例えば、盲腸の手術で再治療が必要になることなどは、歯の治療に比べれば本当に少ないでしょうし、これが多かったら大変な騒ぎになることでしょう。

歯医者にしても患者さんにしても、なぜ歯をもっと大切にしないのでしょうか？　服や高級車や高級な時計などより、歯や眼鏡、義足や車椅子などの方が、もっと大切なはずです。

ネイルサロンでも、20分で3000円、1時間6000円くらいはかかるものだそうです。口の中の見えない所の治療が、15~30分で2000~3000円という費用では、はたしてしっかりとした治療ができるのでしょうか。

また、指の爪を1つでもとらなくてはならなかったら、とても大きなショックを受けると思います。しかしこれが歯の場合には、自分自身の身体の一部を簡単に抜くようなことが多く行われているのです。何とも寂しいことです。歯も、もう少し大切にしてほしいと思います。

健康に生きるための毎日の食事を初めにとる入り口である口、その口の中で物を噛《か》み砕くための歯は、直接目で見ることは難しい位置にありますが、本当に大切なもので、なくなって初めてその大切さに気づくことが多いのです。

だからこそ、予防、そして1本の歯をしっかりと治療して守っていくことが大切なのです。しっかりと守るためには手順を守ること、手順を飛ばさないことが大切で、これにはとても時間がかかります。

時間がかかるということは、それだけコストがかかるということで、逆にその費用が安いということは、何か裏があると感じてしまうのは考えすぎでしょうか。

私は1回の歯の治療には少なくとも1時間、平均したら2〜3時間の治療時間が必要だと考えています。

話が少しずれてしまいました。

虫歯を完全にとりきらないで、その後の処置（プラスチック充填《じゅうてん》やインレー、クラウンなど）を行っても、しばらくはあまり自覚症状が出ませんが、数年後にはこれらの修復物の下で虫歯が大きく進行していることが多く見られます。

こうなると、神経を残して再度のプラスチック充填やインレー処置などを行う難易度は格段に上がりますので、多くの歯医者さんは神経をとってかぶせることが多くなります。神経をとってかぶせていく治療は、厳密なことをいえば神経を残すよりも難易度が高く、時間がかかります。また、難易度が高いために不完全な治療も多く見られます。

その結果、かぶせた後、数年して痛みが出る、歯が割れると抜歯という連鎖が起きやすく、歯科医院がこんなにも増加したにもかかわらず、患者さんからは苦情が多いのだと思います。

こうならないためにも、虫歯を完全にとりきること、ラバーダム防湿を行うこと、カリエスディテクターなどを用いて1時間以上の治療時間を確保することが大切です。

つめものは性能の良いレジンセメントを用いて接着する。接着時にもラバーダム防湿を行う。また処置の前後には、予防についての説明やブラッシングの指導を行ってくれる。

こうしたことが、本当に大切なのだと思います。

根の治療をしっかり行うこと

初めの処置が大切

歯科の世界で最も再治療が多いものの1つに、根の治療が不備なことが多く見られます。根の治療がうまくいっていないと、歯の中から化膿して歯を支える骨を壊していきます。【図74】

骨の中に膿《うみ》がたまっていき、その圧力のせいでズキズキとした痛みが出たり、圧を感じる歯根膜へも化膿性の炎症が広がるために、噛んだときに痛みを感じたりします。【図75】【図76】
また骨が壊れていくと、歯周病と同様に歯がグラグラしてきます。【図77】
根の先の骨が壊れて膿がたまるには、数年という時間がかかります。そのため、歯の神経をとって、しっかり治療していなくても、数年間はあまり症状が出ないことが多いのです。
それでは、症状が出てから再治療をすればいいのでしょうか?
一概に、そうともいえない現実があります。

①壊れた骨が元に戻らない場合がある

歯根の先に膿がたまっていても、骨の破壊が歯根先端の一部だけで、周囲の骨が健康なら、治療後には骨が元通りになることがほとんどで、これは予後のいいパターンです。

しかし、骨が大きく壊れて歯周病と同様の壊れ方になると、根の中を完全に治療したとしても、骨が元には戻らないことがあります。

これは治療が難しいものの1つで、このような状態にならないためにも、初めの根の治療を丁寧にすることが大切なのです。【図78】~【図81】

②不完全な根の治療によって歯が割れやすくなる

歯が割れるのには、いろいろな原因があります。これは私の経験上からいえることですが、不

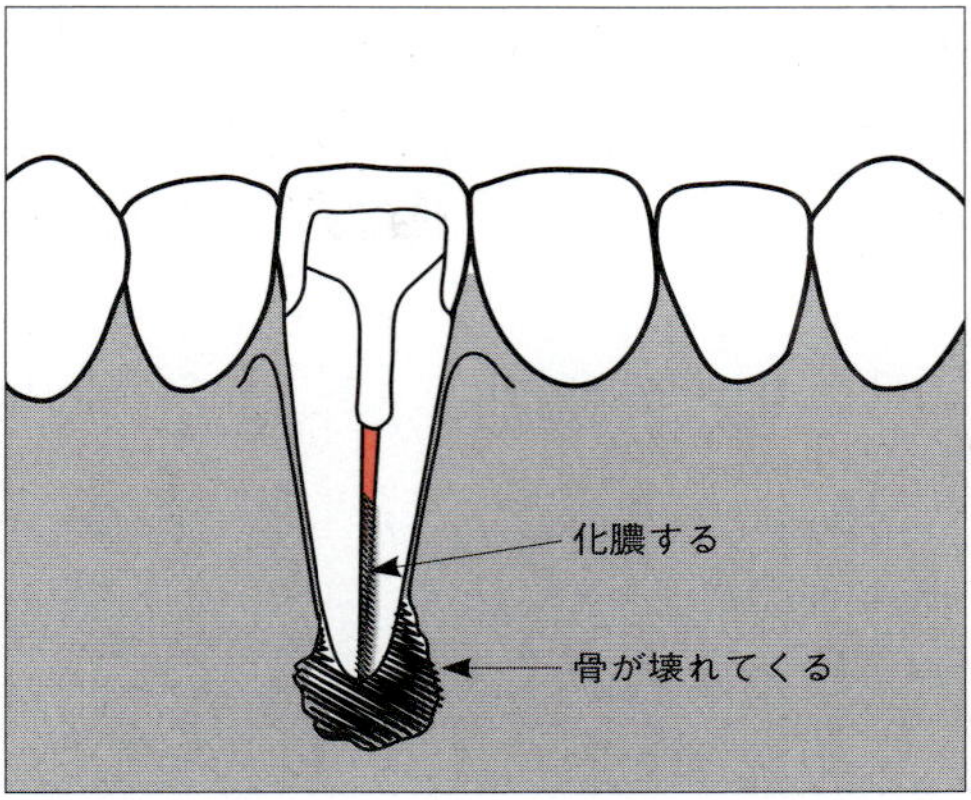
化膿する
骨が壊れてくる

図74　歯の根の治療が不備だと、数年という時間をかけて歯を支える骨が歯根の先端から壊れてくる。

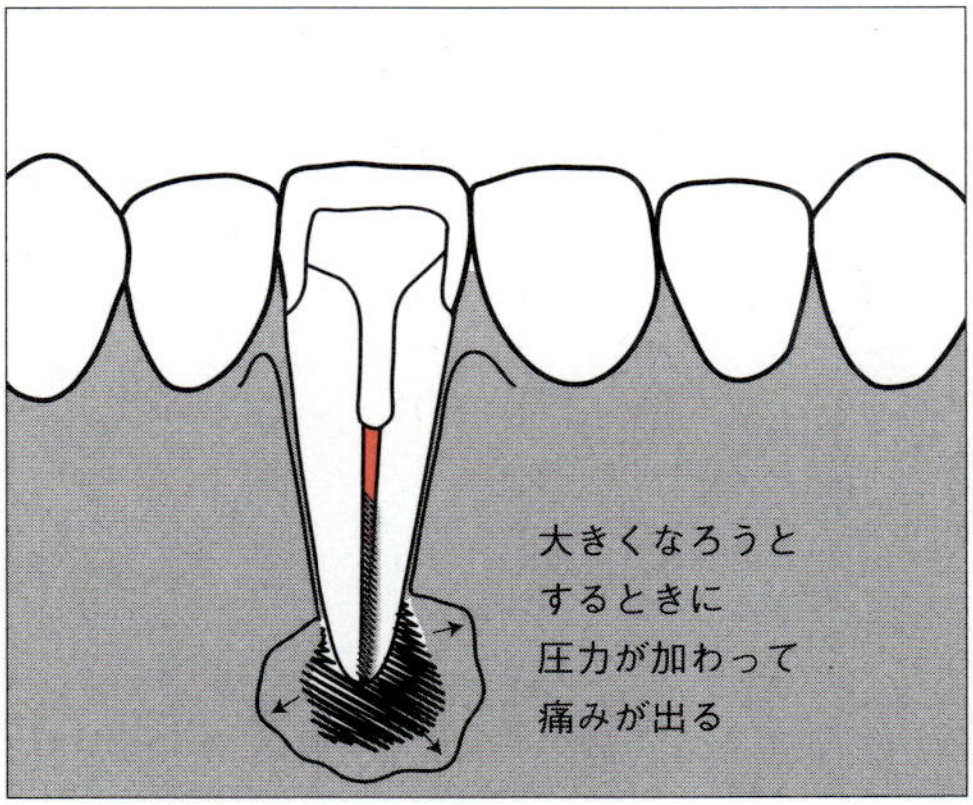
大きくなろうと
するときに
圧力が加わって
痛みが出る

図75　根の先の骨が壊れ、膿が大きくなるとき、周囲に圧が加わることで痛みが出る。

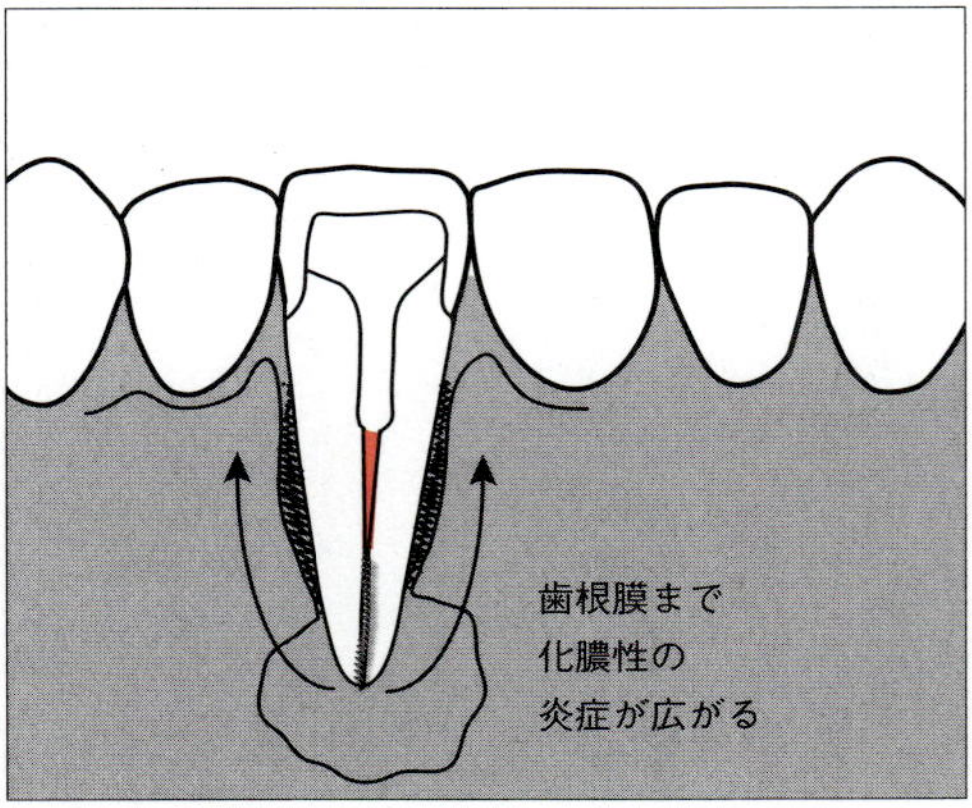
歯根膜まで
化膿性の
炎症が広がる

図76　歯根膜まで炎症が広がるために、噛んだときに痛みが出たり、違和感を持ったりする。

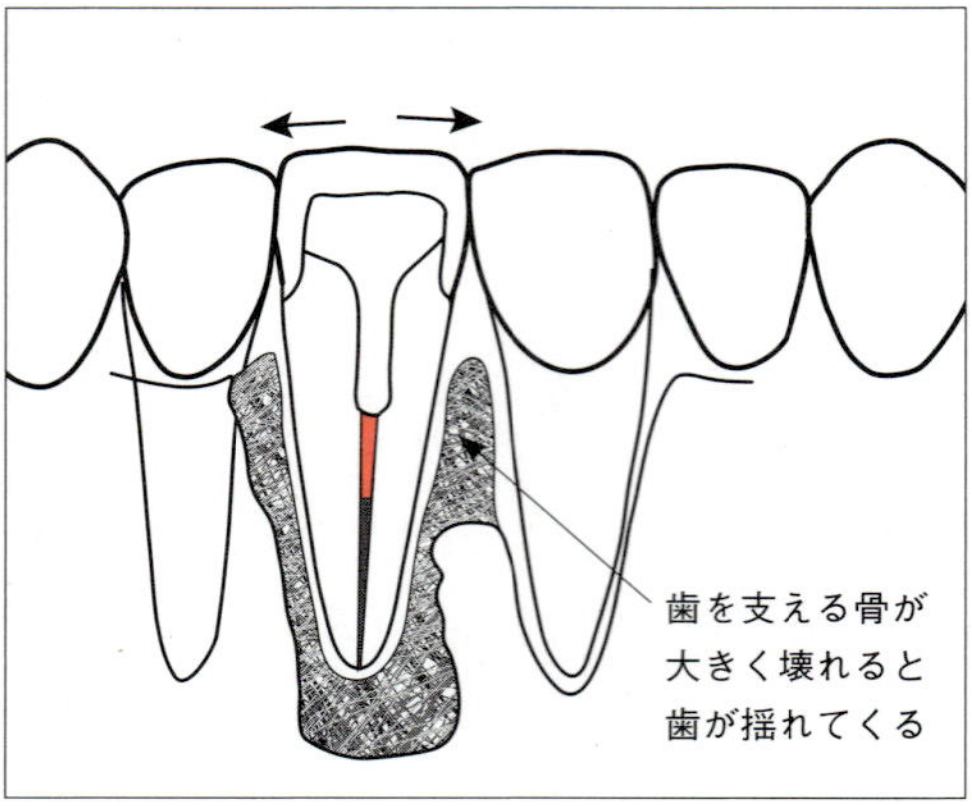
歯を支える骨が
大きく壊れると
歯が揺れてくる

図77　「歯を抜く」と診断される場合には、根の先の病気と、歯周病による歯の周囲の病気が併発していることが多い。このような状態になると治療の効果も出にくくなる。

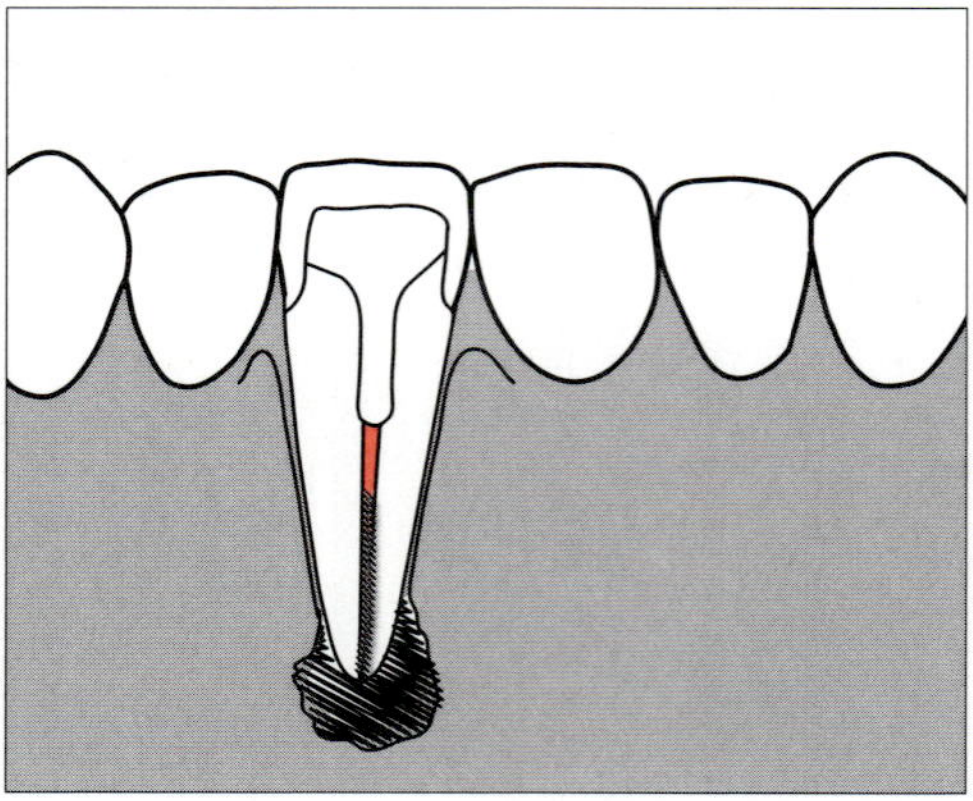

図78　根の先に膿がたまっていても…。

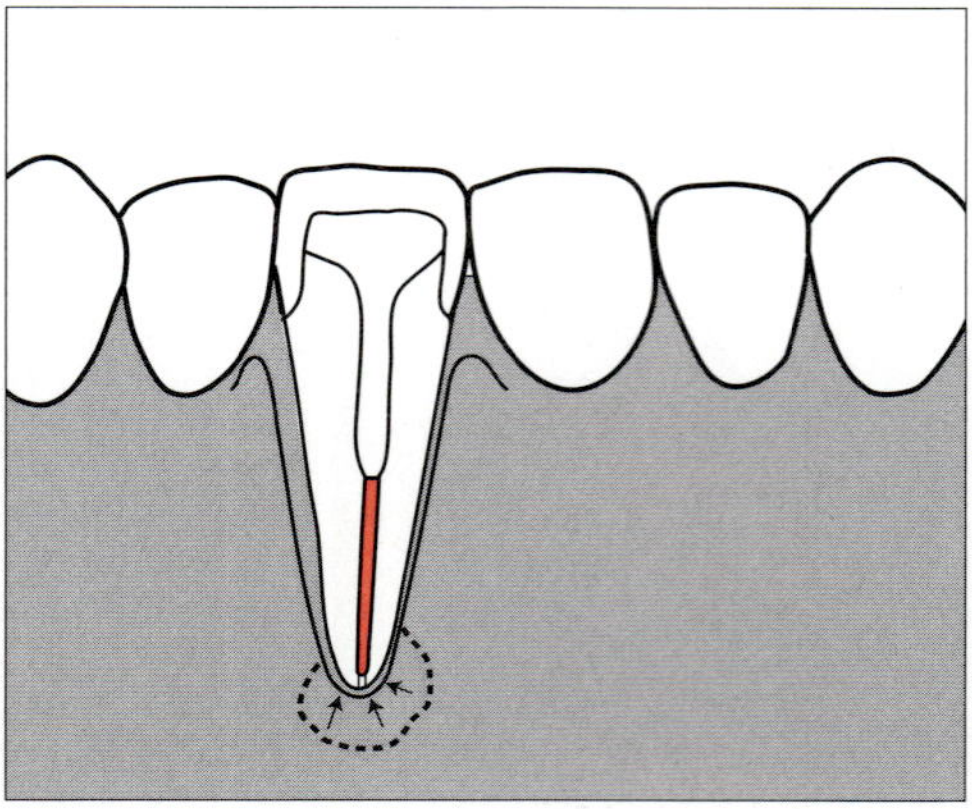

図79　骨の破壊が歯根先端の一部だけで、周囲が健康な骨に囲まれているような場合には、治療後に骨が元に戻ることが多い。

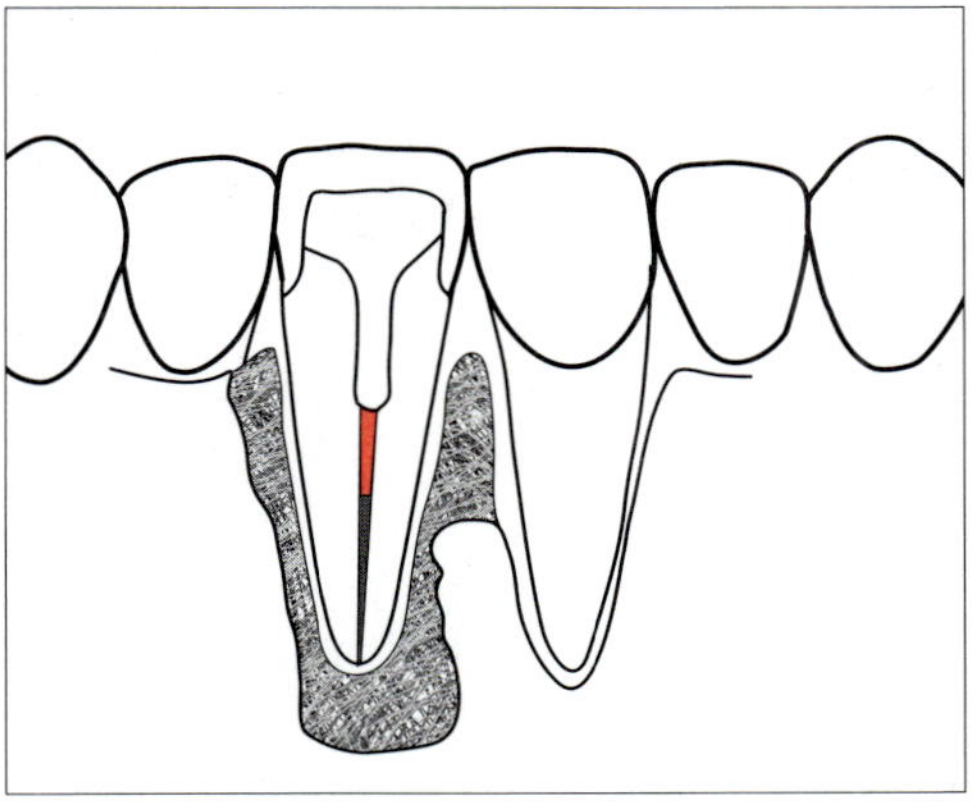

図80　【図78】と比べると、根の先だけでなく、歯根周囲の骨も壊れて化膿している。

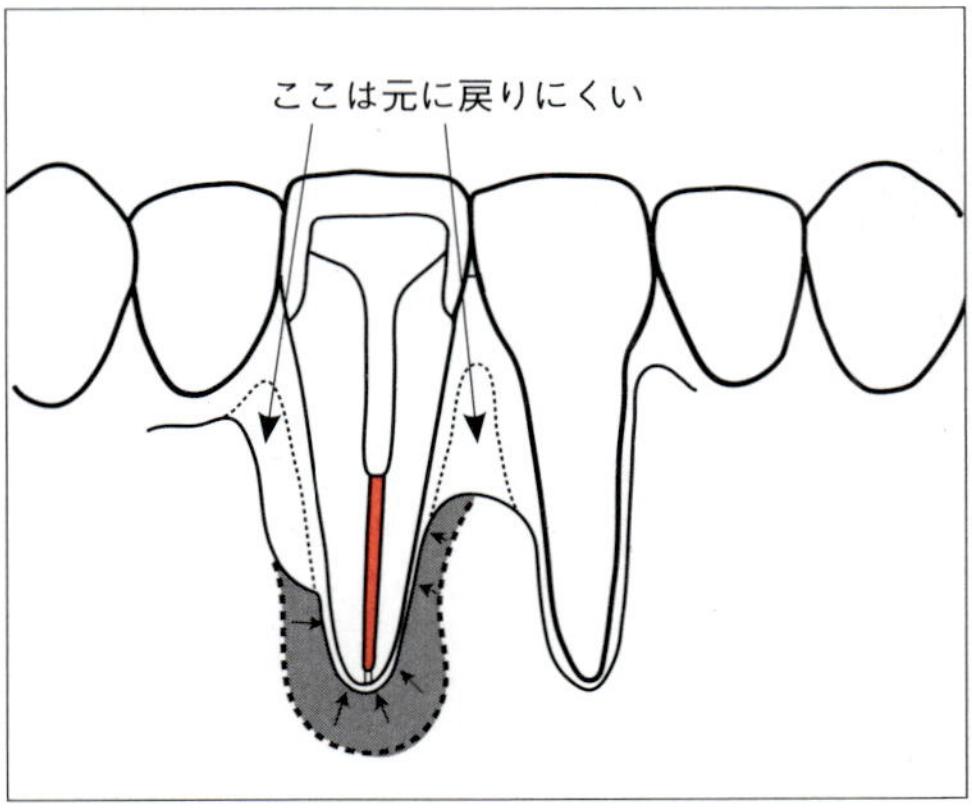

図81　治療後に壊れた骨が元に戻らない場合。骨が壊れたり、歯周ポケットとつながったりすると、骨は元に戻りにくい。治療しても治る量には限りがある。

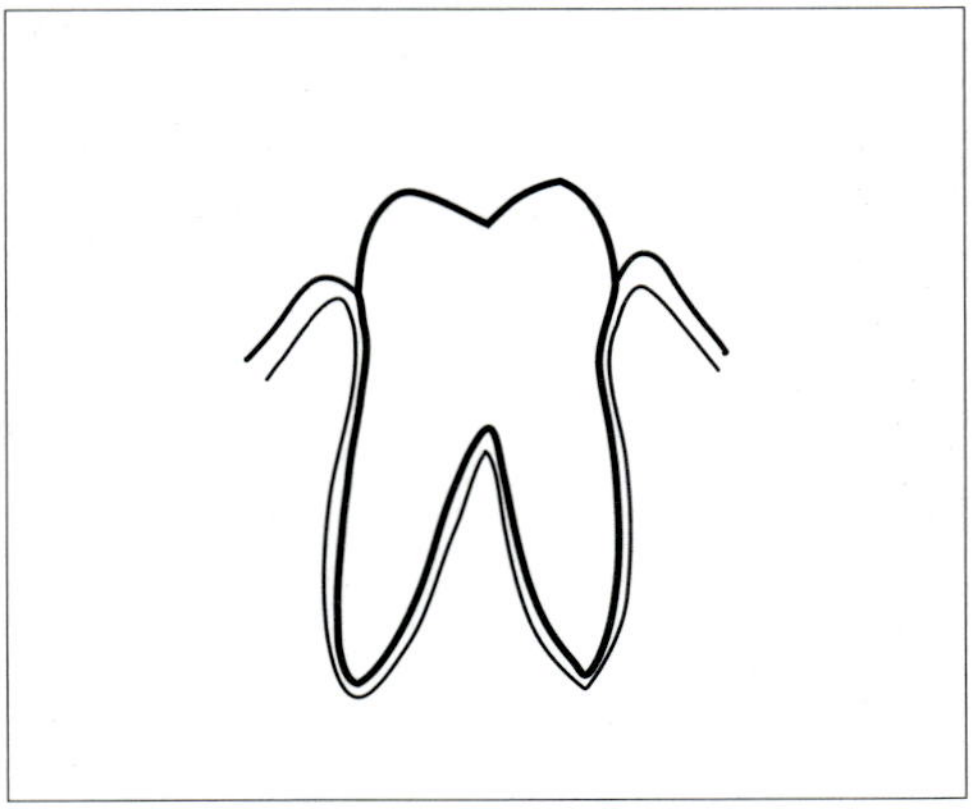

図82　奥歯は歯根が２～４本ある場合が多く、根と根の間にも骨がある。

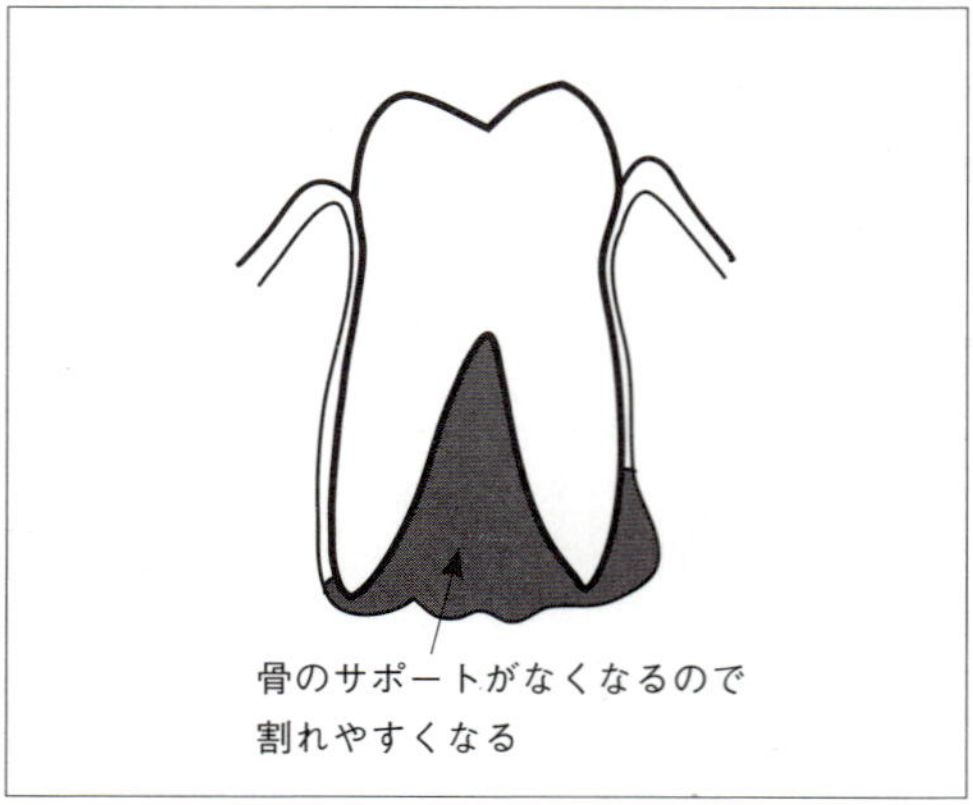

図83　根と根の間が化膿して骨がなくなると、噛んだ力を分散しにくくなって、根と根の間で歯が割れやすくなる。

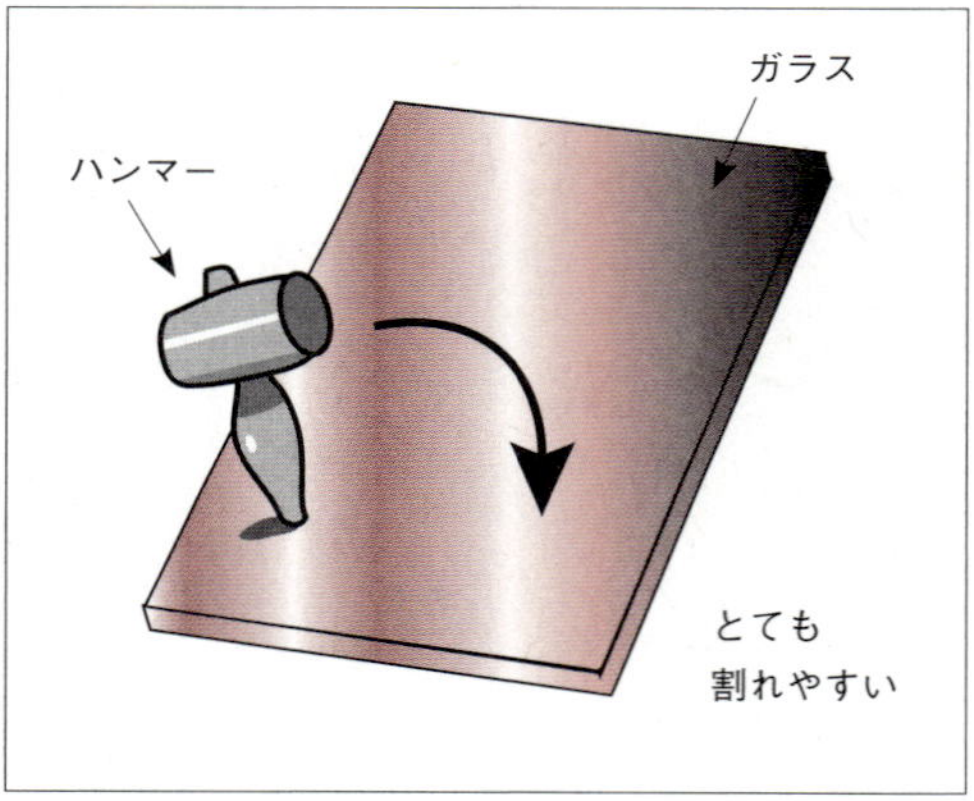

図84　ガラスだけでは割れやすくても…。

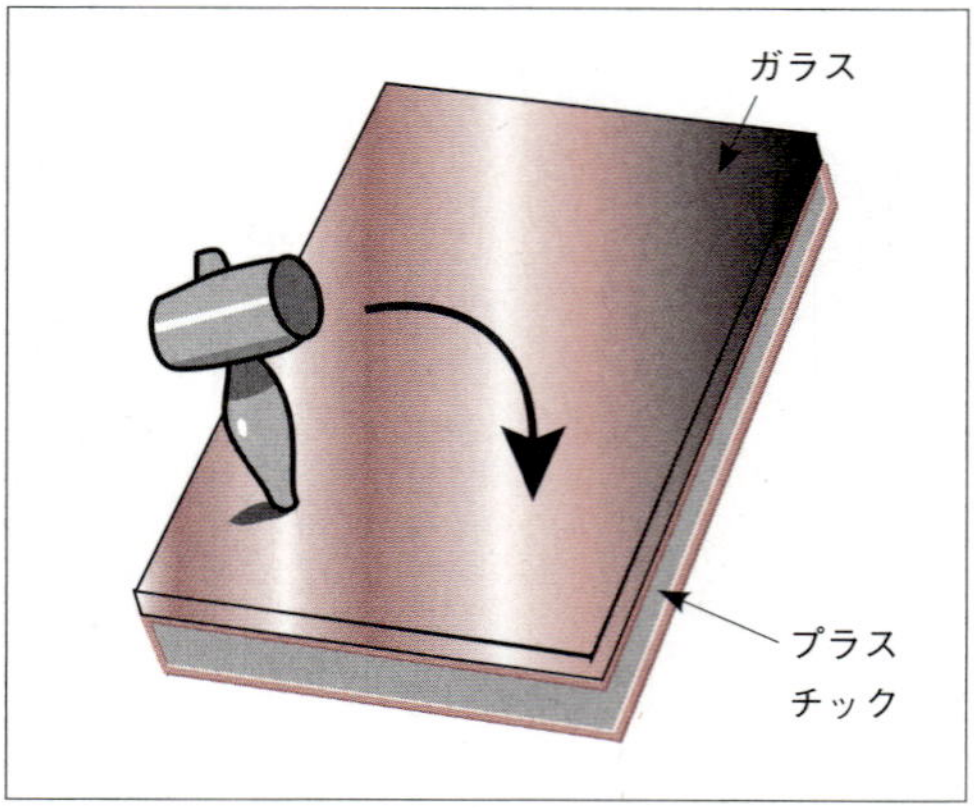

図85　ガラスにプラスチックを接着することで割れにくくなる。つまり、割れやすいものを割れにくいものでサポートすると、割れにくくなる。

完全な治療によって、根の中で細菌感染が起こり、歯の内側から虫歯や腐食、変色等の変化が生じ、歯がもろくなることがあります。

また、歯の根の外側の骨が化膿することによって壊されるために、歯が割れやすくなるようです。【図82】【図83】

歯の先まで薬が入っていないなど、根管治療が不完全だと、根管の中で細菌が増殖し、化膿していきます。すると、細菌の代謝《たいしゃ》産物が歯質に浸透していくので、歯が腐食・変色します。この結果、歯が内側からもろくなり、割れやすくなると考えられます。【図86】【図87】

これが進むと、歯を支える骨が壊れて、歯がグラグラと揺れる場合があります、噛む力が強い場合などには、歯が割れたりする原因の1つにもなります。【図88】

だからこそ初めの処置が大切で、根の治療などは再治療が必要ないように細心の注意をはらって行うことが大事なのです。

歯周病の治療も、まずはブラッシングから

疲れると歯肉が腫れる、何か違和感が続く、噛むと違和感が出る、などの症状が繰り返される場合は、根の治療に不備が多いのと同様に、根の外側の治療、つまり歯周病に対する処置やメインテナンスなどの方法に問題があることが多いようです。

根の外側の掃除、これは根の外側の表面が細菌の毒素によって汚染されていたり、歯石が沈着

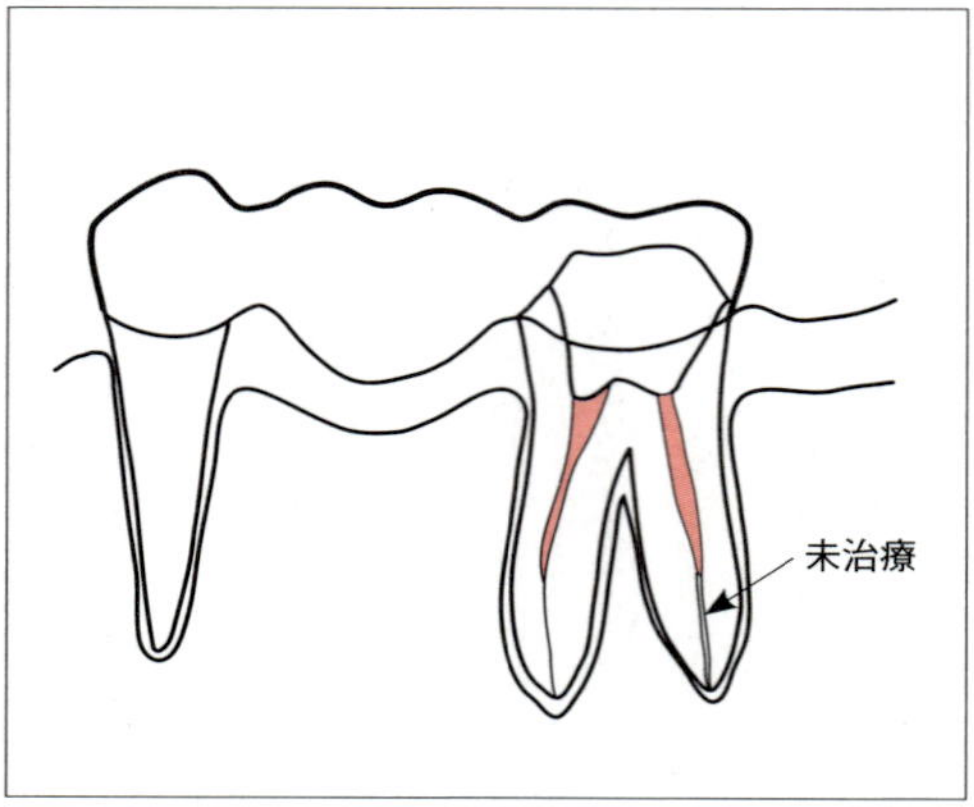
未治療

図86　根の先まで薬が入っていないと、その部分が化膿する原因になりやすい。また、歯が割れやすくなる一因でもある。

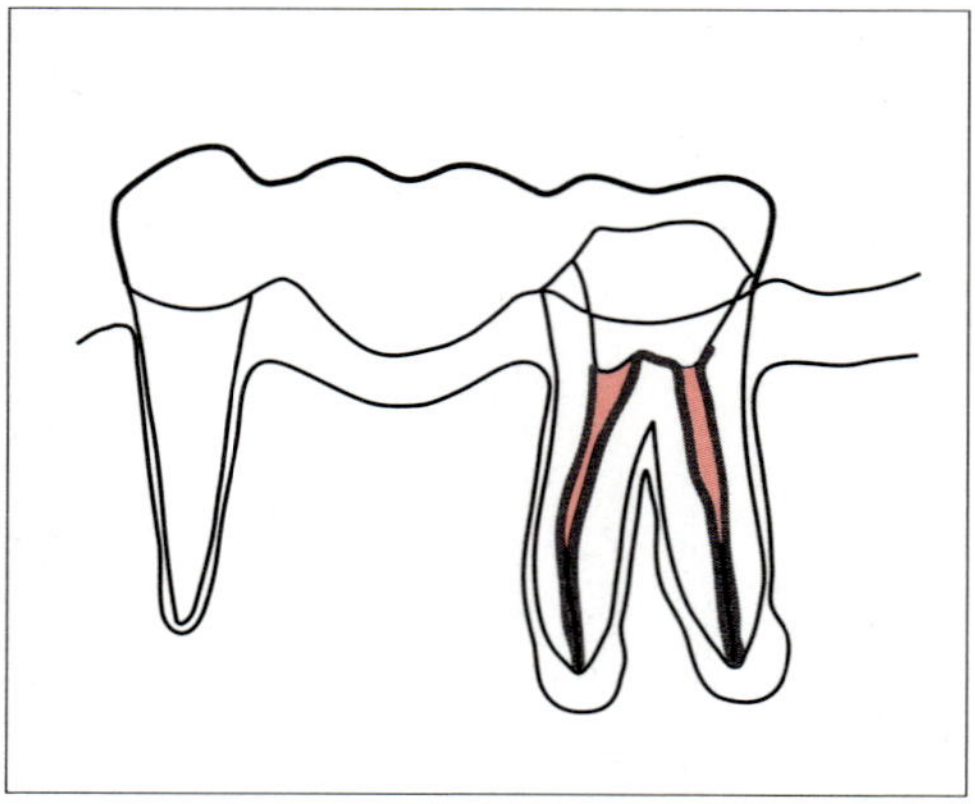

図87　根の治療がうまくいっていないと、歯の内側や外側は細菌の出す酸や毒素などに浸食された状態になる。
細菌の出す酸や毒素などが歯の内側からしみこんで、歯が腐食したり変色したりする。また歯の外側からも同じような変化が生じる。

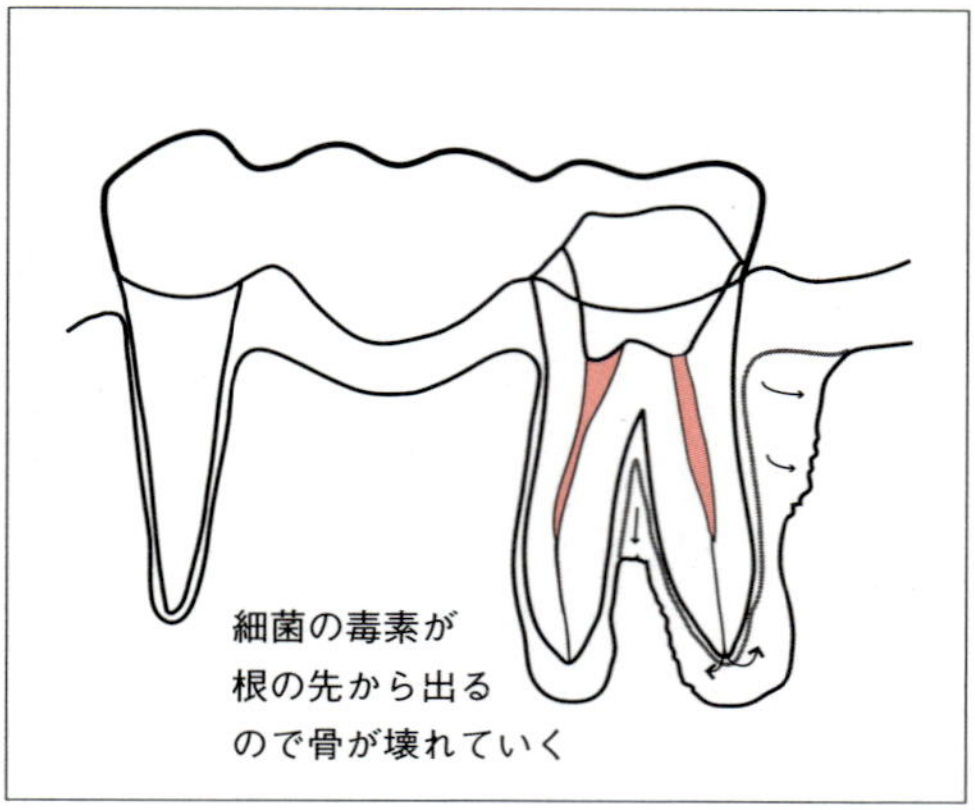
細菌の毒素が
根の先から出る
ので骨が壊れていく

図88　治療後に歯を支える骨が壊れると、歯が揺れてきたり、割れたりする。だからこそ、しっかりとした処置が大切になる。

してプラークなどの汚れがつきやすくなってしまった部分を、桐ダンスにかんなをかけるように硬くてつるつるで清潔な面を出すことで、この処置をルートプレーニングといいます（また、歯石をとり除いて表面をつるつるにすることはスケーリングといいます。スケーリングとルートプレーニングは連続した処置です）。

ここで一番大切なのは、患者さん自身によるプラークコントロール、つまりブラッシングやデンタルフロスなどによる掃除なのです。

これがしっかりとできていないと、ルートプレーニングなどの処置をすることで、かえって症状が悪化することもあります。いつも汚れている所を傷つけたら、傷は治りにくくなってしまいますね。それと同じ状態になるのです。

つまり、まずは歯ブラシの使い方をしっかりと伝えてくれる・教えてくれるシステムがとても大切なのです。

これは家庭教師やテニスなどの個人レッスンのようなものですから、やはり時間と費用が必要になると思います。

費用を抑えたい場合には、テレビの健康番組を利用するのも良いでしょう。特にＮＨＫの教育テレビでは歯についての番組もあります。また保健センターなどで歯みがき教室が行われることもあるので、行ってみると良いかもしれません。

この「歯みがき」というセルフメインテナンスについては、歯医者での定期検診の際に必ずチェックしてもらう要素の１つでしょう。

メインテナンスに時間をとる

次に大切なのは、先ほど記したスケーリングやルートプレーニングです。特にルートプレーニング、つまり歯の外側のかんながけのような処置が大切です。

歯肉の下の部分のルートプレーニングは、基本的には麻酔をかけて、グレーシーキュレットスケーラーという器具で、表面の汚れた部分を一層一層削りとっていく処置ですので、奥歯4本を処置するのに1時間くらいかかることも珍しくありません。

キーンという音の鳴る超音波スケーラーでも可能な処置ですが、やはり手とグレーシーキュレットスケーラーで行う方が、私の実感としても明らかに状態が改善するように思います。

だからこそ、治療にはとても時間がかかるのです。

それを腫れたらレーザーを当てるとか、薬を入れるとかいう対応をするだけでは、原因がなくならないのですから、症状が良くならないのは当然です。

また、メインテナンスを行うときには、口腔内検査、ブラッシング指導、出血しやすい所（歯肉に炎症が存在している部分）のスケーリングやルートプレーニング、歯列全体の研磨、フッ素の塗布《とふ》、そして今後のメインテナンスに必要な検査などを行う必要があります。これだけのことをするのに、15～30分ではとても時間が足りるはずはありません。

1時間しっかりとメインテナンスに時間をとってくれる歯科医師、または歯科衛生士がいる診療所を見つけることが大切です。

そしてこの1時間というのは、患者さんであるあなたが処置を受ける時間のことで、会計をしたり予約をとったりする時間は含みません。ここが大切なポイントだと思います。

私自身が目指していく歯科治療

「自分がされたい治療をする」

私が最も大切にしているのは、「自分がされたくない治療は行わない」ということです。前著『歯は抜くな――インプラントの落とし穴』で、私は「自分がされたい治療をする」ことを理念としていましたが、ある本を読んだことをきっかけに、それが少し変化しました。

その本で述べられていたのは、「自分がされて嫌なことは他人にしない」「自分がされたら嬉しいことを他人にする」ということでした。このような意味を持つ2つの言葉は、似てはいても何かが違うと感じました。

そこで良く考えたところ、「自分がされたい治療をする」では、患者さんによっては嫌がっている場合もあるかもしれない。そこで、「自分がされたくない治療は行わない」に変えることにしたのです。

その上で、自分がされたらいいなと思う治療方法や、可能性のある治療方法の全てを、なるべく客観的な視点に立って、選択肢として患者さんに提案しています。

ここでもう1つ大切なことがあります。それは、「何もしない」という選択肢を必ず提案することです。

私は、積極的な治療方法や、保存的な治療をいくつか提案した後に、「何もしない」ことも選択肢の1つとしてあることを必ず伝えています。

なぜかというと、私の診療を受ける人の中には「抜かなければいけない」「〜しか方法がない」「〜しないとダメ」といわれてきた方が数多く存在するからです。

医者と患者の関係には相性があると思います。私と相性が良くなければ、他の先生に見てもらうという選択もあるのです。

様々な経験をされて転医してきた多様な患者さんを、私は診療させていただいてきました。患者さんの立場では、やはり「〜しなければいけない」などという断定的な診断には、断りにくかったり、口を出しにくいといったことが多くあると思います。

だからこそ私は、何もしないという選択肢もあるということを伝えたいのです。

1つ1つをしっかり行うことの大切さ

先輩たちから教えられた言葉の中で、私が大きな影響を受けているものとして、

「知識も技術もあって当たり前。その上で患者さんが望む治療を行う」

「どこがちゃんとしているかではなく、全てがしっかりしていることが大切」

という2つの言葉があります。

根の治療はうまくいっていても、かぶせものが悪かったり（このような例は少ないのですが）かぶせものはきれいに入っていても、根の治療は首を傾けざるを得ないような状態であったり、というようなことでは、やはりダメなのです。

歯は虫歯や歯周病になると、元に戻すことが非常に難しい領域です。だからこそ、治療を行うにあたっては、機能、形態をなるべく元の状態に近づけるために、始めから終わりまで、患者さんの希望をとりいれてしっかりとした処置を行うことが大切だと、私は思っています。

「餅は餅屋」（専門分野はその専門家にまかせる）

最近では歯医者も過当競争が進み、ホームページなどで医院の様々な情報を見ることができる時代になりました。

これは私がまだ院内生であった頃のことですが、指導医だった先生に、次のようなことを教わったことがあります。それは、「何でもできる人間はいない」ということでした。

つまり「餅は餅屋」ということでしょう。専門分野はその専門家に見てもらう。それを実行するのが、いかに大切かということです。

歯科の領域の中でも、口腔外科処置、特に骨を削ったり、切ったり、足したりする分野や、矯正治療などは、専門家を紹介されることが多いでしょう。

また難しい根の治療、進行の進んだ歯周病治療、安定しづらい総義歯、ロングスパンのブリッジ（なくなった歯が多いときのブリッジのこと）、これらは全て、しっかりとした処置を行えば治療できるものです。

それを無理に行おうとしたり、できないからといって「抜く」といわれているケースが、いまだに多くあるようです。

セカンドオピニオンを知ることはとても大事です。しかし、実際にいろいろな歯科医院の門をたたくことは、それだけでとても大変なことでしょう。

それでもなお、何か引っかかることがあれば、大学病院や専門医に意見を聞いてみて、さらに審美治療、インプラントや矯正などの選択を考えた方がいいと、私は思うのです。

良医は紹介をためらわないものではないでしょうか。

自分が不得意な領域は自分よりできる人間にみてもらう。そのような姿勢をしっかり出せること。こうしたことも、歯医者選びの1つの基準になるかと思います。

治療時間を十分に確保する

「仕事は追われるものではなく追うものである」

これは、私が師であった先生に教えられたことです。この考えをきちんと持っていないと、歯を守ること、残していくことは、とても難しくなります。

私は、治療時間には必ず予備時間というものが必要だと思っています。

歯科治療では金属を多用することから、レントゲンでは判断がつかず、実際に始めてみないとわからないことも多くあります。例えば金属のかぶせものをはずすと、その下にはとても大きな虫歯が存在していた……悲しいことに、これもよくあることなのです。

痛みがあっても診療時間に制約がある場合、この虫歯部分の除去を急ぐことは、神経の除去へとつながることが多くなります。

歯・神経をできる限り残す、この考えで治療を行うと、ラバーダム防湿下で虫歯を完全にとりきって、歯がなくなった部分を人工物（セメントやプラスチック）で封鎖する所まで完了する必要があります。

そのために、虫歯を丁寧に除去するには、1時間くらいはすぐに過ぎてしまいます。また、ぎりぎりの所で神経を残すことが難しい場合には、痛みが出ない状態まで、神経を除去していく処置を完了させる必要があります。

何で歯医者はそんなに時間がかかるのか？　といった声もあると思います。

歯のような硬い組織の処置には、削るにも、またなくなった部分をふさぐにも、柔らかい部分に比べてより時間がかかるのです。それを早く行うとどうなるか。組織にやけどを負ったような変化が生じて、神経が死んでしまったりするのです。

神経をとってしまえば、その場の処置は早く終わりますが、後で歯が割れやすくなってしまうのでは本末転倒です。

虫歯を除去した後、プラスチックで封鎖する場合でも、30分くらいはかかります。麻酔の処置を入れて、最速でも90分。私の場合は、それくらいかかります。

これに偶発的に神経が露出したときの追加処置時間を合わせると、30分くらいの予備時間が必要になります。つまり、90分の処置に対しては120分の予約が必要なのです。

2時間半の処置なら3時間の予約をとるというように、必ず余裕を持って予約をとることが大事です。

これを十分に時間をとらず、1時間の処置の次にはすぐに次の人が始まるような体制だと、気づかない所で焦りが出たりします。

また、確実な時間コントロールが必要になってくると、初めから神経をとってしまった方が時間をコントロールしやすくなるので、救える歯も神経も救えなくなる、そんなことが増えていくのではないでしょうか。

神経を残すより、とってしまった方が、時間は短くてすむことが多い。つまり時間のコントロールがしやすいのです。同じように、歯を残すよりも、歯を抜くことの方が時間はかからないのです。

始めにつめものをするときや、歯を抜かれるときなど、全てにおいて同じことがいえます。

しかし、なぜ虫歯ができるのかを教えていなかったり、どのように次の虫歯を防ぐのかといっ

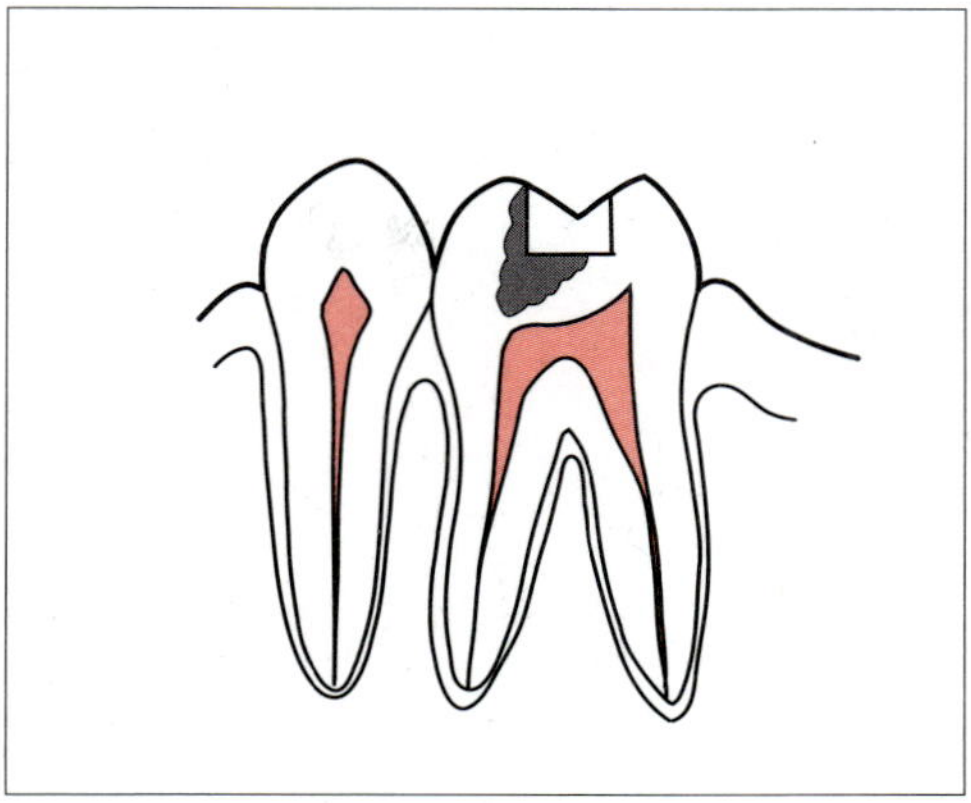

図89　つめた脇から再度虫歯になると、虫歯は奥深くまで進行していることが多くなる。

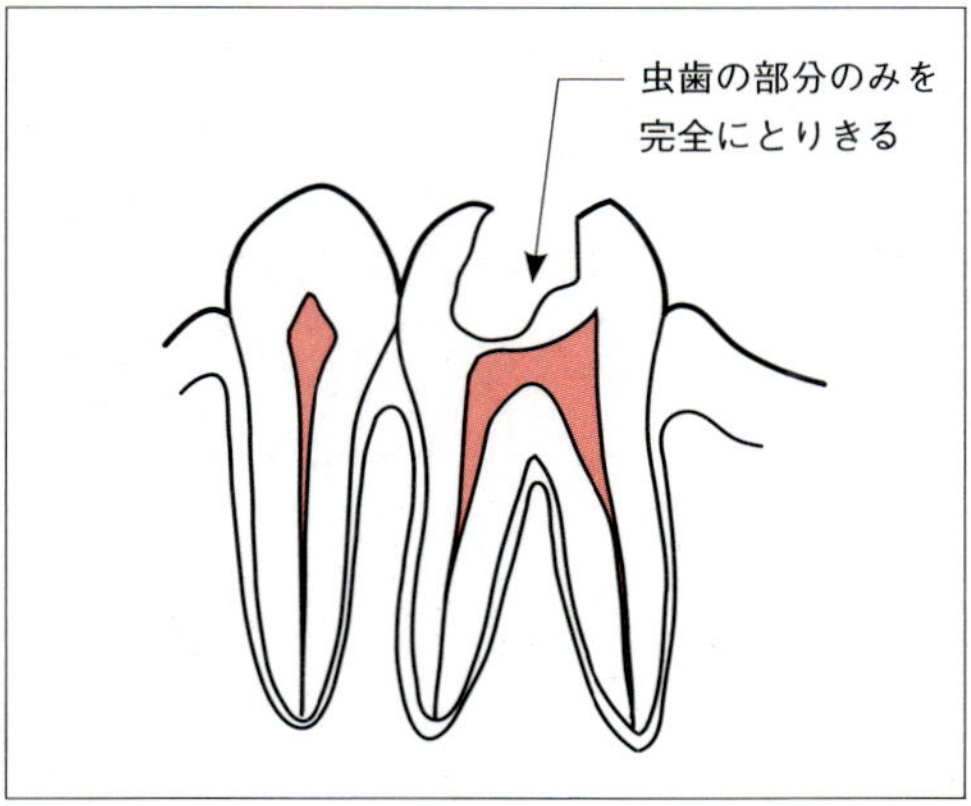
虫歯の部分のみを
完全にとりきる

図90　虫歯を完全にとり除くというのは、神経を守る健康な歯がとても薄くなるということでもある。削ったときの摩擦熱などの刺激を最小限にするように、丁寧な処置が大切になる。

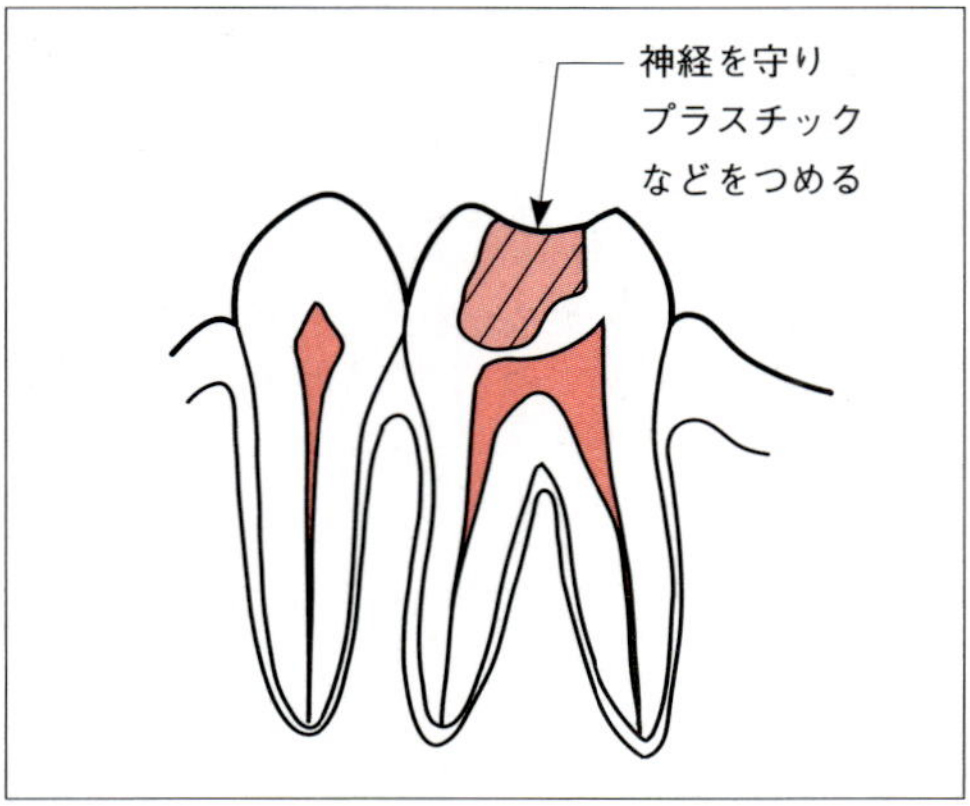
神経を守り
プラスチック
などをつめる

図91　虫歯が深くても神経を残すことはできるが、それにはとても時間がかかる。

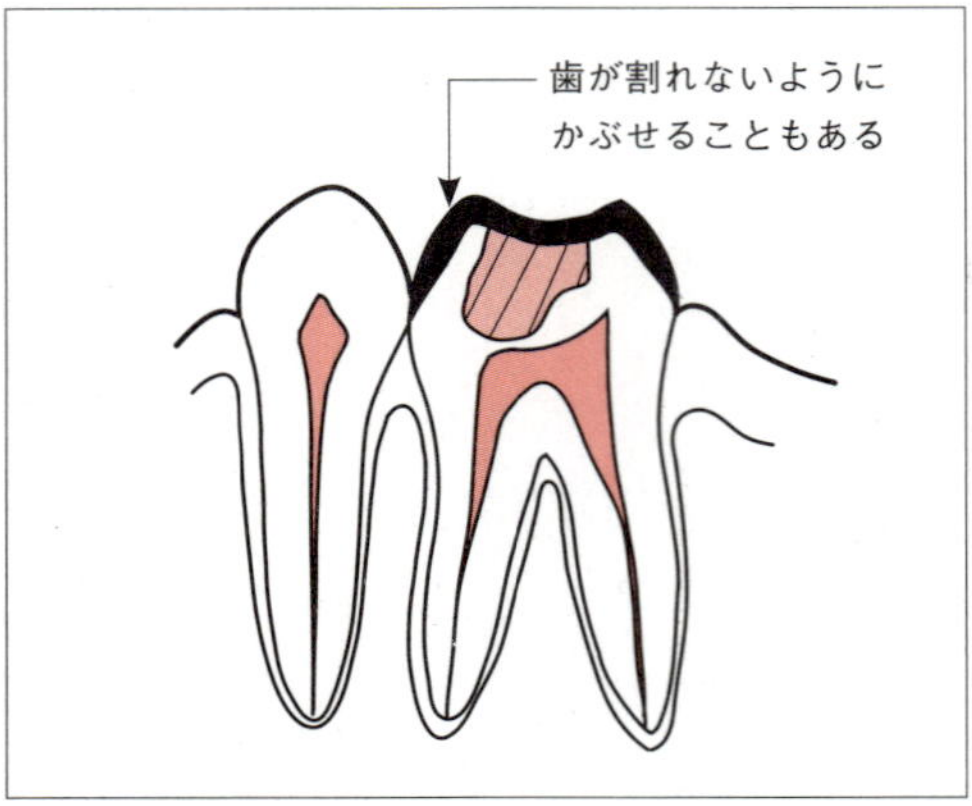

図92　健康な歯がどれくらい残っているかで予後が決まる。歯が割れやすくなったと判断したときは、かぶせものをする必要が出てくるが、神経を守ってかぶせることが大きなポイント。

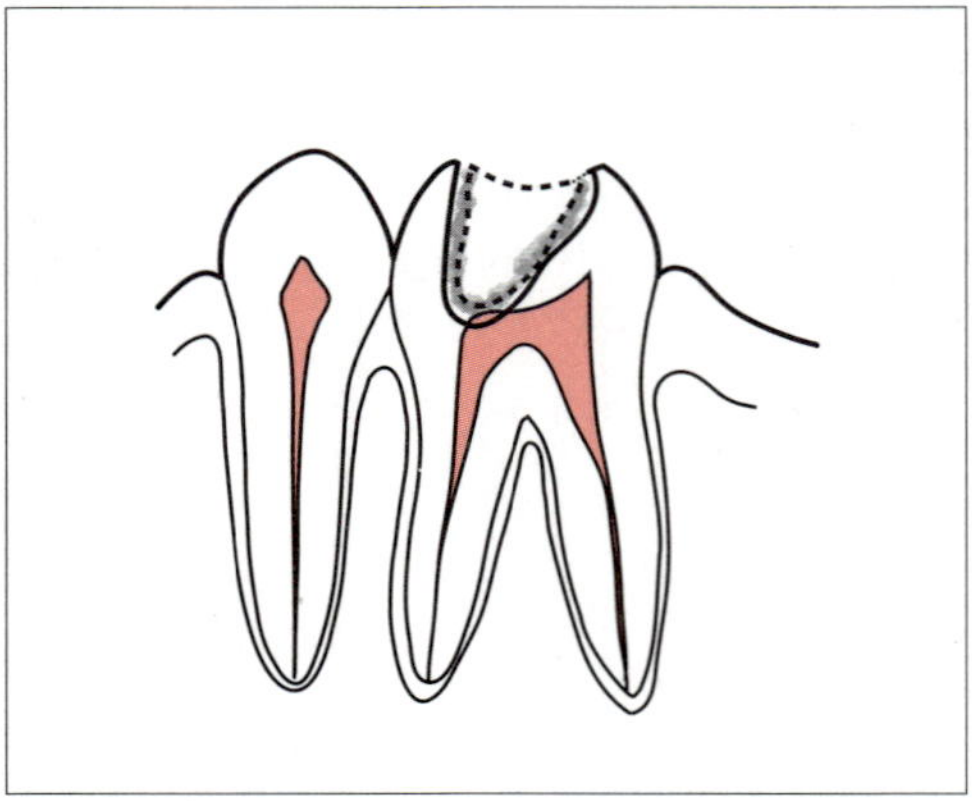

図93　治療時間に追われると、どうしてもオーバートリートメントになりやすい。悪い部分だけでなく、健康な部分も削りやすくなり、その結果、神経が露出したり、残せなくなることもある。
（本当は - - - 部分のみを削ればよいのだが、健康な部分も削ってしまう）

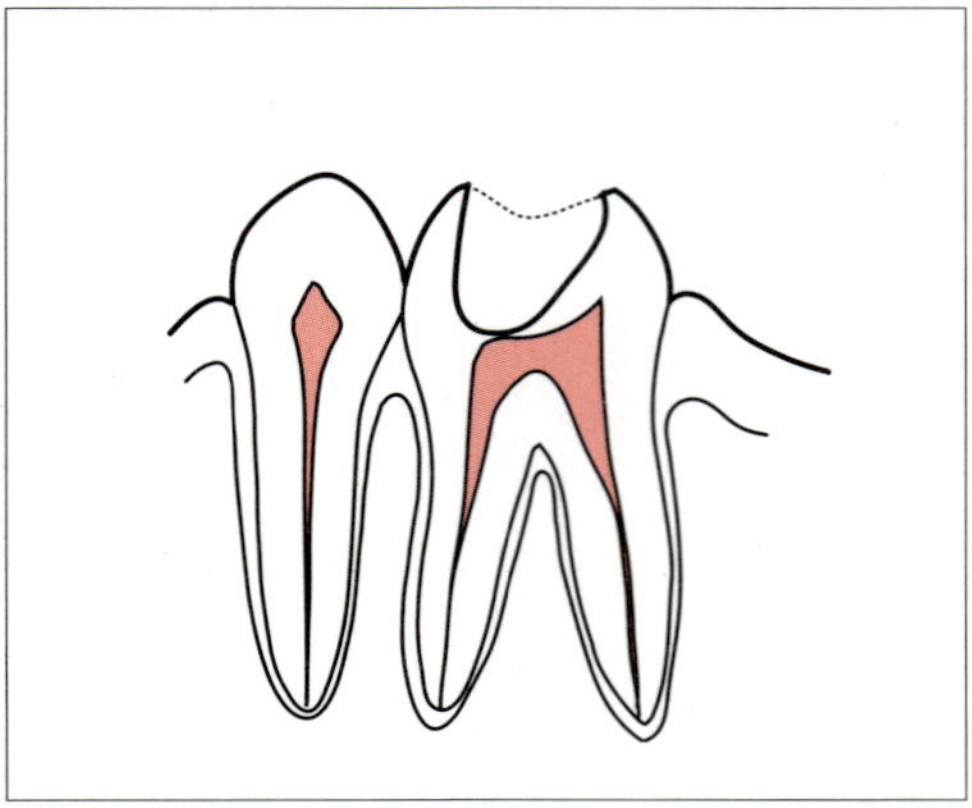

図94　治療を急いで削るときに力が入ってしまったりすると、それだけ摩擦熱なども発生しやすくなり、そのせいで神経が死んでしまうこともある。
また虫歯が深いと神経までの歯が薄いので、削るときの刺激で神経が死んでしまうことがある。

たアプローチをしないまま処置を行っていたのでは、つめた所や他の部分がまた虫歯になりかねません。

治療の繰り返しと、治療範囲の拡大が連鎖していくこと、それが一番の問題なのです。【図89】〜【図95】

本当に大事なものは何か

根の治療が不十分なときは、人為的に根管が触られている、また壊されている場合もあります。したがって、実際に処置を始めてみないと、歯を抜かずに残せるかどうかの最終判断はつきにくく、また時間が読めないことも多くなります。

歯が割れている場合などは、割れ方は人によって千差万別で、それぞれに対応した処置が必要になります。また実際に処置を行ってみないと、残せるかどうかの最終判断はつきにくいのです。

しかしながら、あきらめずに処置をすれば、それでも8割程度は残せるものなのです。

患者さんの歯を残すことが大事なのでしょうか、それとも医院を経営することが大事なのでしょうか。

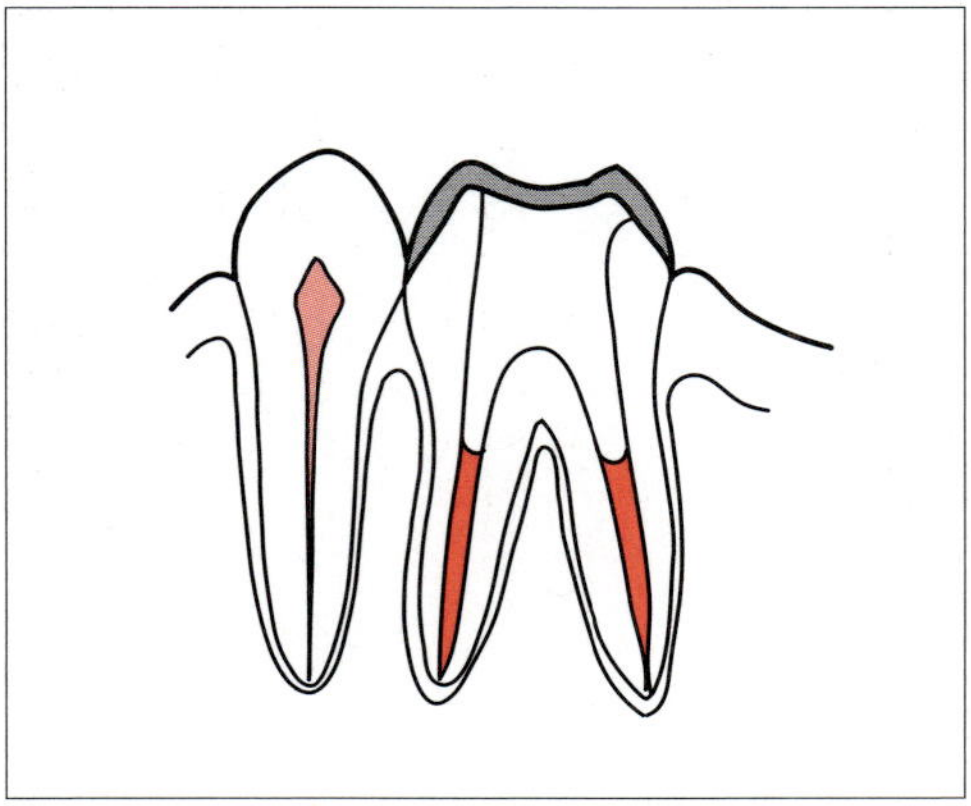

図95　神経を残せなかった場合は、神経をとって根管治療で薬をつめて、かぶせる必要がある。

また患者さんの側でも、仕事を優先して、通いやすい時間に治療を受けることが大切なのでしょうか。それとも……。

そして資金難を優先し、現場の声を無視する現在の保険制度が大切なのでしょうか。

人口減少という、とても難しい時期にさしかかっている今の時代なのに……。

歯が原因で命が危険にさらされることは本当に少なくなりました。しかし、昔は虫歯が原因で命を落とされた方もいたそうです。ＱＯＬ（クオリティ・オブ・ライフ＝生活の質）を高め、より健康に、よりおいしく食事ができるようにするには、歯科医師という仕事を追及する姿勢がいかに大切であるかということを思うのです。

それには患者さんの側にも、例えば通いやすい時間ではなく、すいている時間を聞いて、なるべくその時間にあわせて通院したり、「歯を残す方法はないですか」というようなことを、勇気を出して担当医と相談されると良いと思います。

仕事も生活も歯の治療も、全て人間同士のコミュニケーションの上に成り立っています。まずはこのことを踏まえて相談してみれば、きっとあなたにあった歯医者さんが見つかると思います。

私が自由診療を行う理由

私は今回、新しい医院を立ち上げるにあたって、保健診療を主体に治療を行うかどうか検討しました。全てを保健診療で行うためには、1日に25人の患者さんを診療する必要があります。8時間で25人、1時間で約3人、つまり1人あたり20分間です。

しかし20分で何ができるでしょうか。例えば美容院や床屋さんに行ったとしても、20分でどこまで終わるでしょうか。

歯の治療は、これまで説明してきた通り、本来とても時間のかかるものです。とても難しく、繊細な面を持った仕事であると自負しています。

また難しいとはいっても、数々の先達がその多くの治療方法を残してくれたおかげで、その方法と手順さえしっかりと守っていけば、ほとんどの症例がうまくいくことも確かです。

歯を残す治療の多く（予防や修復、根の治療や歯周病治療）は、海外で考えられ構築されてきました。しかし、海外の多くで行われている医療制度は、日本の健康保険制度を含む治療制度とは異なっています。

そのため、歯を残す医療と経済性の両立は、やはり日本では難しいと判断しました。そこで私は、1人20分の治療を行うことより、歯を残すためにやるべきことを行うスタイルを重視したのです。

今、関東地方や都市部では歯科医院の過当競争が起きています。コンビニエンスストアの数よりも多いくらいで、少し自転車で走ってみれば、5～10件くらいすぐに見つかるようになりました。

そんな中で、私にしかできないことを行うために、保健診療ではなく歯を残す治療を最も大切にすることにしたのです。それは、保健診療を行ってほしい場合には、すぐ近くに他の多くの歯医者さんがいるからでもあります。

私は、何でも早い、安い、うまい（上手）がいいと思っています。

早い……待たせない。

うまい……これは第三者が判断することですから、私の立場では常に研鑽《けんさん》を怠らないということでしょうか。

そして安い……。もちろん安いほどいいとは思いますが、必要な機材、時間、人財を用いると、保健診療だけではとても「自分がされたくない治療は行わない」ことができないと判断しました。保健でできる所はやって、残った部分は自由診療で、ということも考えてみました。しかし、これもどうもグレーゾーンが多いようなので、やはりシンプルに自由診療のみで、歯を残すこと、口の健康に良いことは全てを行うスタイルに決めたのです。

治療する方・される方、双方が責任を持つ

治療を行う立場である歯科医師の側の問題として、予約制をうたいながら、いまだに患者さんが待たされることが多いというのは、何とも悲しいことです。やはり時間はしっかり守らなければいけないと思います。

医師がきちんと説明してくれないというのも、いまだにクレームとして聞くことが多くありま

す。インフォームドコンセントが謳《うた》われるようになってかなりたちますが、しっかりと患者さんに理解してもらうように説明をして、自由な意志で選んでもらうよう心がける必要がありますね。そして、根管治療や歯周病に対する処置など、目に見えない所ほどしっかりと治療を行う必要があります。

しかし医療もまた経済問題という側面を持っていますので、1人の患者さんにかけられる時間には限りがあるのも事実です。それでも、経済問題と相反するとしても、歯を残すこと、口の健康を守っていくこと、育てていくことは、放棄してはいけないと思うのです。

だからこそ、患者さんの側でも予約の時間は守っていただきたいし、急なキャンセルは問題だと思っていただきたいのです。

飛行機やホテルなどではキャンセル料が発生します。また英会話やテニススクールなどでは、キャンセルした分は自動的に消化されることもあります。そういった社会的ルールを念頭に置いて、歯科医院や病院にも通院していただけたらと思います。

また、患者さん自身が通いやすい時間帯に予約を入れるということは、大体において多くの患者さんがそこに集中していることが多いようです。

そんな混んでいる状況では、担当している歯医者さんも十分に説明する時間がなくなるというものです。「すいている時間帯はありますか」などと問い合わせて、ゆっくり時間をとってもらうような工夫をしてみると、いい結果が生まれるかもしれませんね。

また、歯はいきなり痛みが出ることは少なく、その前段階として違和感や痛みを伴うことがよくあります。こうした時期になるべく早く診察を受けることが、神経をとらなくてはならない危険性や、抜歯になるリスクを下げることにつながります。

医師に対しては、聞きたいことは「聞きたい」と、またわからないことは「わかりにくいのですが」とはっきりいって、なるべくその場で問題を解決するよう心がけましょう。

「先生は忙しそうだったので」と遠慮して、聞きたいことも聞けずに、いろいろ迷って大変な思いをされたあげく、私の所まで転医されてくる患者さんもいらっしゃいます。もう少し患者さんと歯医者さんのコミュニケーションがとれていれば、と思うこともありました。

自分自身も患者さんにこういう思いをさせないように注意するとともに、患者さんの側でも少し勇気を出して聞いてみていただきたいのです。何件も、遠い所まで転院を繰り返すのは大変なことです。そんなことになる前に、どうぞもう一度考えてみていただけたらと思います。

第7章

インプラントの良い所・悪い所

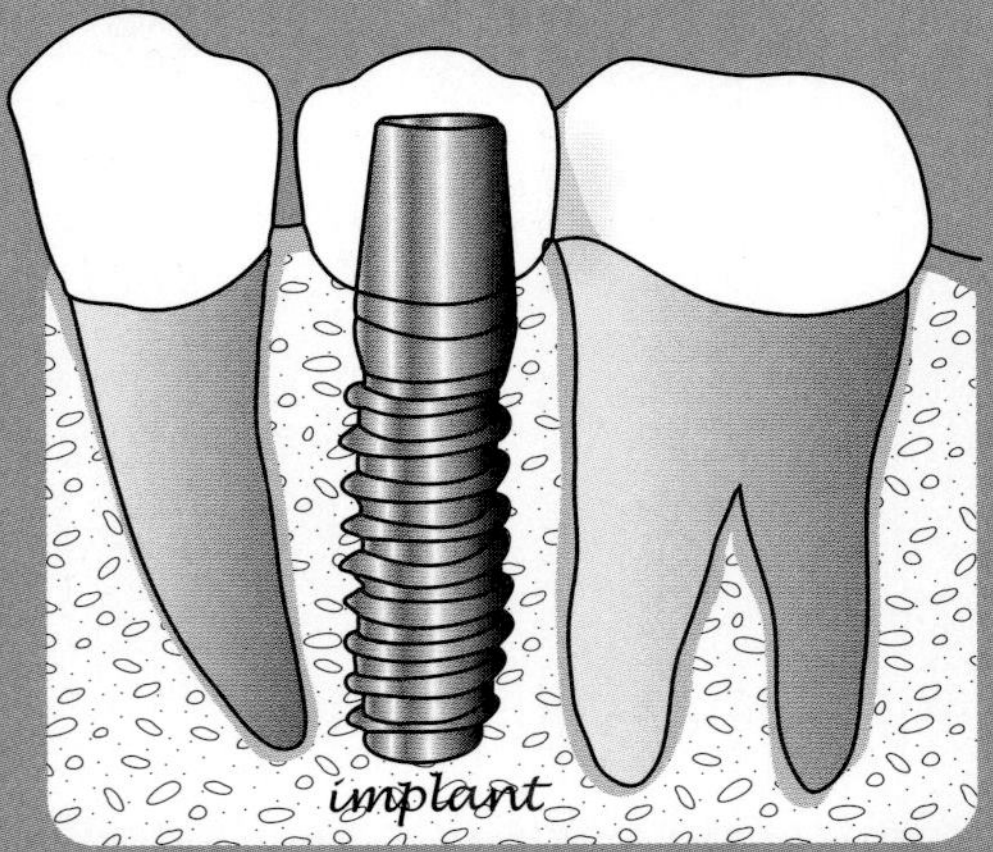

より良いインプラントとは…

インプラントの良い所

インプラント治療が盛んに行われてきているという印象を持ってから、5年くらいでしょうか。私が大学を卒業した10年前には、まだ大学にインプラント科はありませんでした。

インプラントの良い所は、ほとんど自分自身の歯と変わらなく噛《か》むことができる点にあるでしょう。慣れてしまえば意識しない限り、自分の歯と同じように食事することができます。

また、見た目が良いという点もあげられます。義歯にあるクラスプ（歯にかかる金属のバネ）などをなくすことができるため、見た目には、歯がなくなったようには見えなくすることも可能です。

特にこの見た目に関しては、部分入れ歯などより簡単に目的を達成することができやすいと思います。

また、ブリッジなどでは、歯肉が減ってしまった所が黒く見えますが、そのようなことをなくすことも、外科術式の進歩から可能になっています。【図96】

そしてインプラントの場合は口の中を広く感じます。義歯を入れると、舌の動く空間が狭くなるために、やはり違和感を感じやすいものです。しかしインプラントでは自分の歯とほぼ同じ大きさにすることができるため、口の中での違和感を少なくすることができるのです。

またブリッジや義歯のように、健康な歯を削る必要もありません。

「歯医者が歯を削ると歯が悪くなる」といった、患者さんの認識を打ち消してくれる所も、大きなメリットになるでしょう。

しかしながら、実際にはインプラントでも骨を人為的に削ることに、変わりはないのですが……。

精神的にも良い点があります。なんといっても、とり外し式の入れ歯はイヤなものだと感じている患者さんが多いのは事実です。ブリッジも基本的には義歯と同じなのですが、圧倒的にとり外し型の義歯の方が嫌がられているようです。

その点、インプラントでは固定式の装置が入るので、患者さんに受け入れてもらいやすいのです。

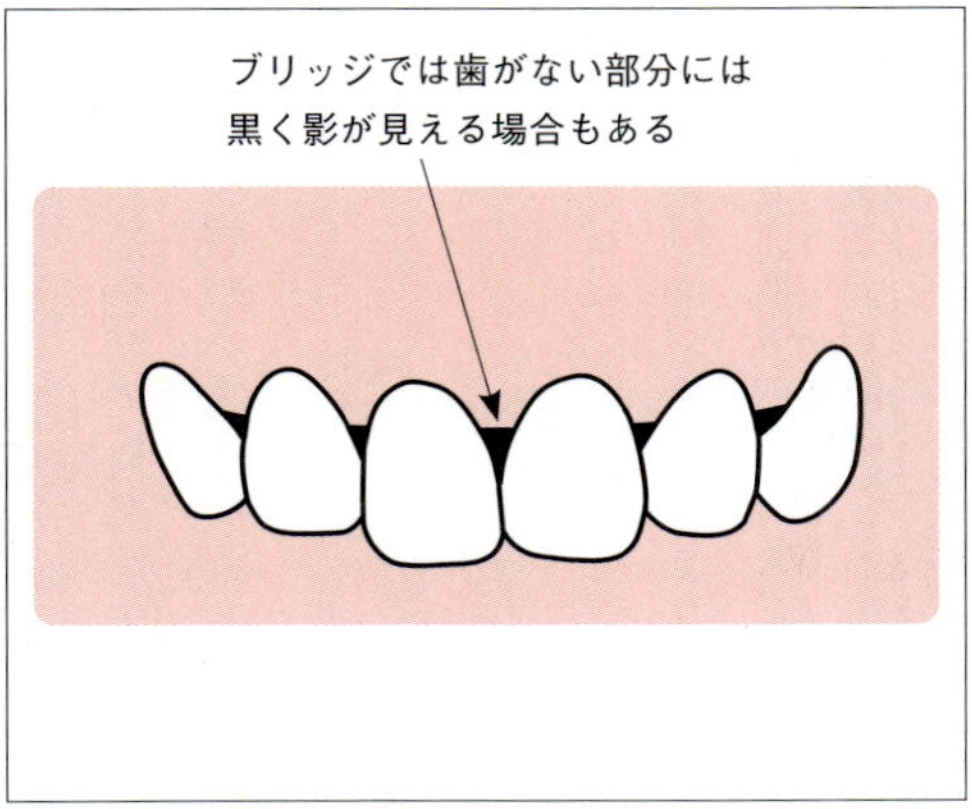
ブリッジでは歯がない部分には
黒く影が見える場合もある

図96　歯がなくなると、歯を支えていた骨もなくなっていく。骨を元通りにすることができるようになってきたのが歯科治療の大きな進歩でもある。

噛み合わせの位置が変化しにくいという点もあげられます。上下ともに全てインプラントによる義歯の場合、総義歯のように粘膜がへこんだり、あごの骨が少しずつ吸収するといった変化がとても少ないので、長期間安定した噛み合わせを保つことができます。

インプラントのデメリット

それではインプラントのデメリットは何でしょうか？

前回『歯は抜くな――インプラントの落とし穴』を出版したときには、まだインプラントによる事故は起きていないと書きましたが、その後初めてインプラント治療による死亡事故が発生してしまいました。

《２００７年7月14日　産経新聞》

インプラント手術中に出血止まらず女性死亡

この記事によると、２００７年5月22日、70歳の女性がインプラントの手術中に出血が止まらなくなり、別の病院に運ばれたものの翌日に亡くなったとのことです。

つつしんで亡くなられた女性のご冥福をお祈りしたいと思います。

《2007年9月7日　東京新聞》

第三の歯インプラント　利点の裏にリスクも

といった記事も出ています。この記事からは、歯の無料相談を実施するNPO法人「歯～とふるライブラリー」ではインプラントのトラブルが急増し、寄せられる相談の約半分を占めているそうです。

また、名古屋大学医学部付属病院・歯科口腔外科の上田実教授のもとには、インプラント治療を受けた後、神経麻痺で口の感覚がなくなった、痛みが残るといった患者さんが、年間約50人は訪れるそうです。

新聞にこうした記事が出始めているというのは、インプラントのデメリットがだんだんと世に出てきているということでしょう。

インプラントは最終的な処置である

骨に対する外科的な処置を行う際には、これが最終的な処置であるという概念を持つ必要があると思います。歯はあくまでも付属器ですが、骨は「骨格」なのです。つまり骨は私たちの身体本体の一部であり、歯はオプションの1つであるといえばわかりやすいでしょうか。

医療の現場では、少しくらいの腰や膝の痛みから手術に発展することは、あまり多くありません。膝の人工関節の手術をされている方は、寝返りも打てないほどの痛みがあったりするものだそうです。

リウマチなどの人工股関節の手術でも、何度もやり直しができないケースがあるので、なるべく長い間自然の関節を使うように指導されている医師の先生もいらっしゃいます。

本来、歯科インプラントは無歯顎《むしがく》（歯が全くない状態の顎《あご》のこと）の患者さんのために考えだされ、それが1本の歯の欠損にまで応用できるようになったものです。

前に述べたように、とても良い面もありますが、このように実際に死亡事故等が起きるということは、やはり通常の歯科治療（かぶせものやブリッジ、義歯など）に比べると、ハイリスクハイリターンの処置方法だということでしょう。

患者さんには、それを理解した上で、この方法を選択していただきたいと思います。

インプラントの事故を防ぐために

それでは、このような事故を防ぐために、どんなことができるのでしょうか。

歯科の領域でも、特にインプラント手術を行う際には、ＣＴ撮影を行う回数が増えてきているようです。現在では、ＣＴ本体を持っていなくても撮影を行ってくれる施設が増えてきており、非常に便利になってきています。またインターネット回線を使って、ＣＴ画像データの送受信や各種処理も可能になってきています。

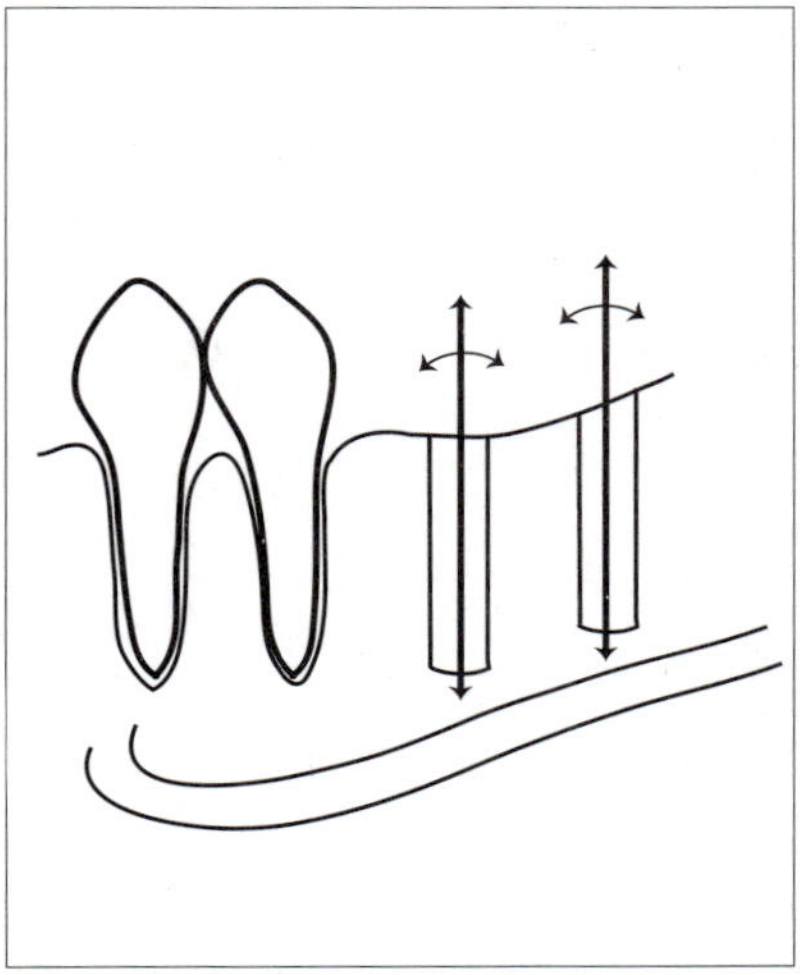

図97　ＣＴで、インプラント自体の方向、傾き、深さを立体的に決めることができるようになった。

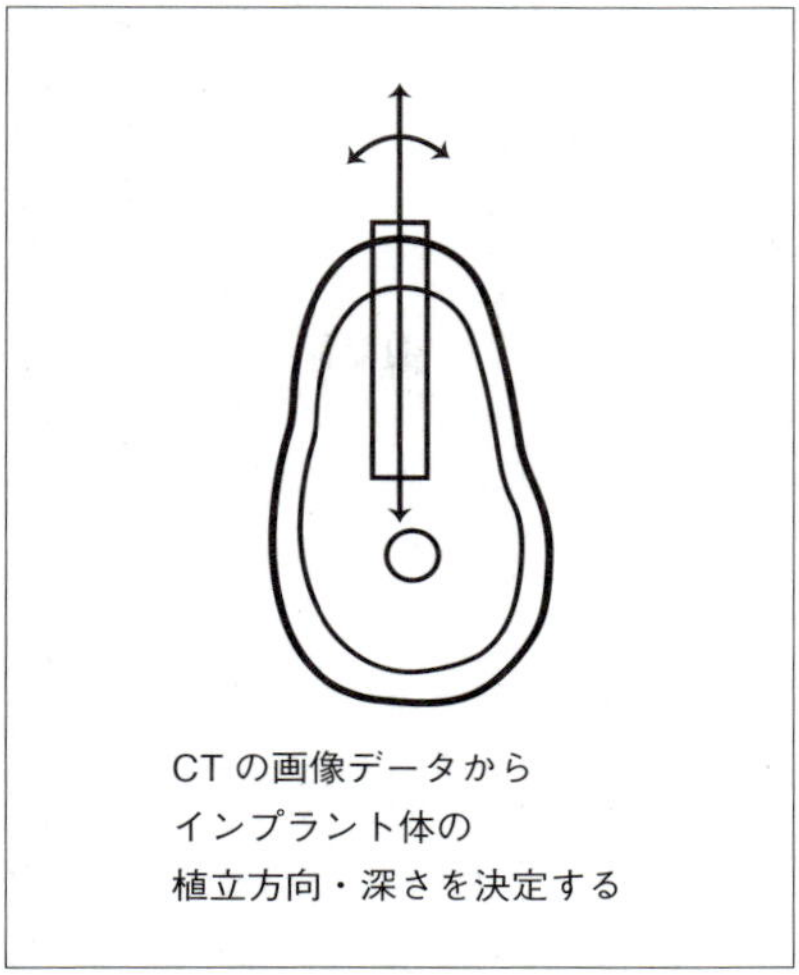

図98　３次元的な診断ができるようになったことで、より正確に治療計画を立てて手術することができるようになった。

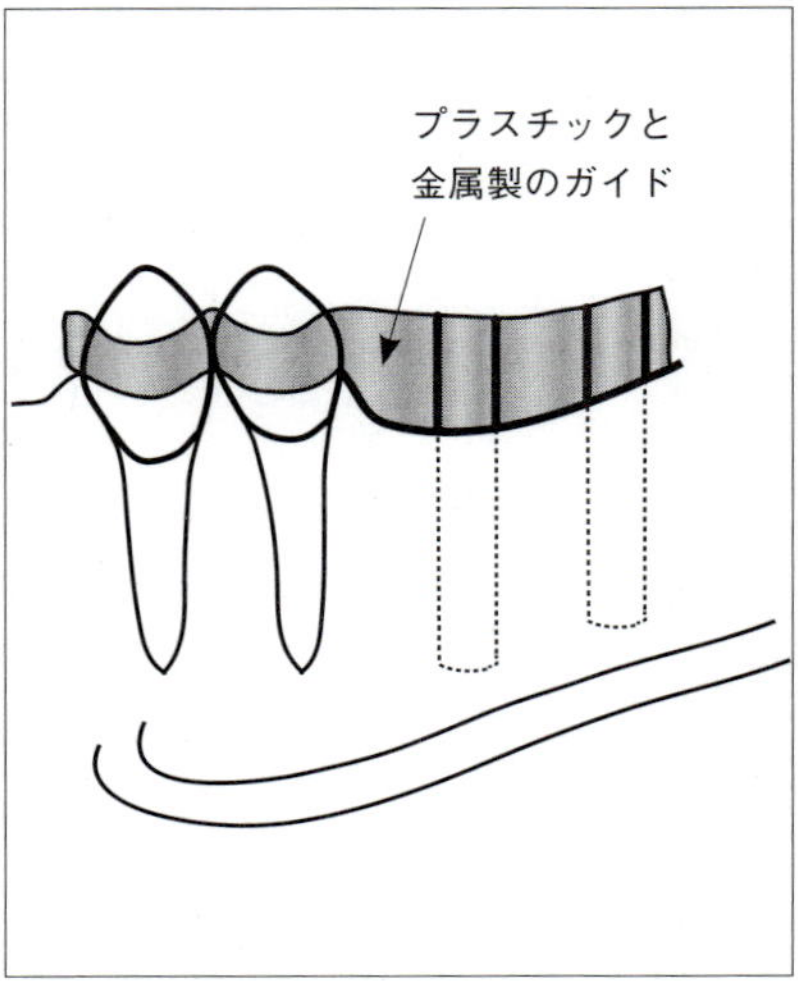

図99　プラスチックと金属でできたサージカルガイド（マウスピースのようなもの）を用いて手術を行うことで、術前に診断した箇所にインプラントを埋入することができる。

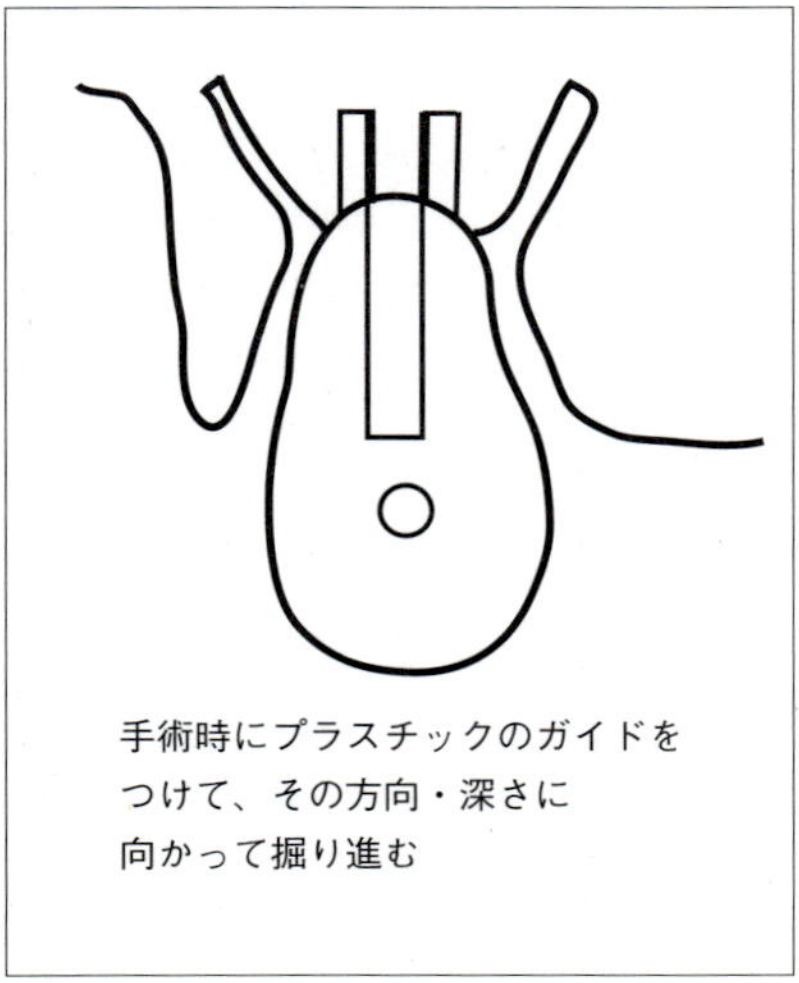

図100　こうして、より安全になったことで、患者にとっても治療方法の選択肢が広がった。

CTによって、かなり高い精度で骨の構造が立体的に把握できるようになりました。最近では、このCTのデータをパソコン上でコンピューターガイドシステムとして手術のシミュレーション計画を立て、実際の外科手術を行う際に、反映させることもできるようになってきています。

CT上でインプラントを立てる位置、方向、長さ、深さなどを決定して、それを誘導するマウスピースのようなもの（サージカルテンプレートという）をつくり、それをガイドとして実際の手術を行います。【図97】～【図100】

NobelGuide、iCAT、10DRなどと呼ばれているのが、このコンピューターガイドシステムです。

これまで術者の感覚のみで行っていた手術に比べ、CTの画像データを用いて診査することで、様々な偶発症を予防し、治療効果を上げることもできるようになり、安全性がより高まったといえます。

これを実際に行ってくれる歯医者さんなら、かなりの確率で偶発事故を予防できるでしょう。また、他の病院にかかる場合に、CTの画像データを貸し出してくれる医院もあるようです。このような考えを持った医院が、より良いと思います。

受診のたびにCT撮影するのは、身体にも決して良いことではありません。こうしたことも、最初に確認しておくと良いでしょう。

しかし、中にはいまだにCT撮影をしない歯科医院もたくさんあるということです。これには様々な意見がありますが、やはり私はCT撮影を行う施設、データの貸し出しが可能な施設をお勧めします。

インプラントだけでなく治療全般にいえることですが、結局のところ、最後は人なのです。あなたの担当医が、どんな考えでインプラントを勧めているのか、良く相談して決めてほしいと思います。

インプラントのメインテナンス

インプラントをより良い状態で長持ちさせるためには、自分の歯と同様か、それ以上に丁寧なブラッシングが必要です。

また、インプラント以外の自分自身の歯も、しっかりとみがく必要があります。口の中の歯周病が悪化すると、インプラント周囲にも炎症が生じやすくなるためです。

インプラント周囲で、特にブラッシングに注意してほしい所があります。

インプラントによる治療は、うまくいっている場合には自分の歯と見分けがつきづらいものですが、それでも実際には違いがあります。【図101】

隣同士の歯よりも骨の高さは少し低いことが多く、その分歯肉の厚みが厚いのです。

この歯肉とインプラントが接する部分は、通常の歯と同様に結合している部位もあります。しかしその結合も、全体的には歯と歯肉の付着に比べて弱いものであることがわかっています。

したがって、インプラントの周囲では、歯と歯肉の境目、特に歯肉と歯の間へ歯ブラシの毛先

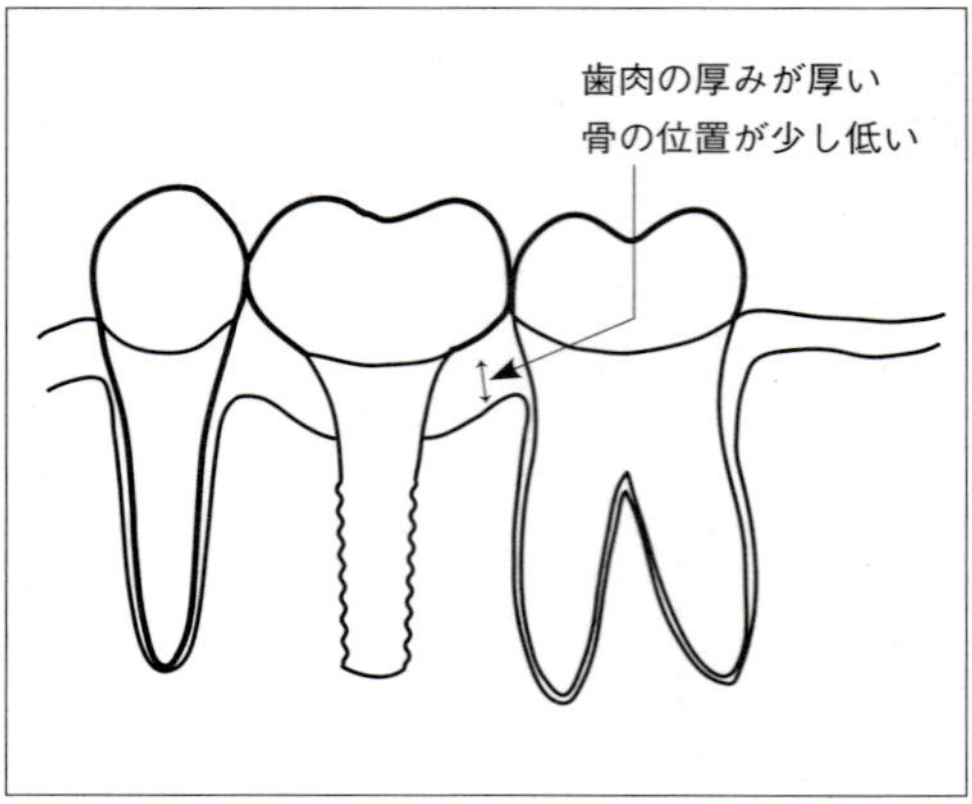
歯肉の厚みが厚い
骨の位置が少し低い

図101　外から見て周りの歯との違いがわかりにくくても、実際には違いがある。それを理解することがインプラントを長持ちさせるための第１歩となる。

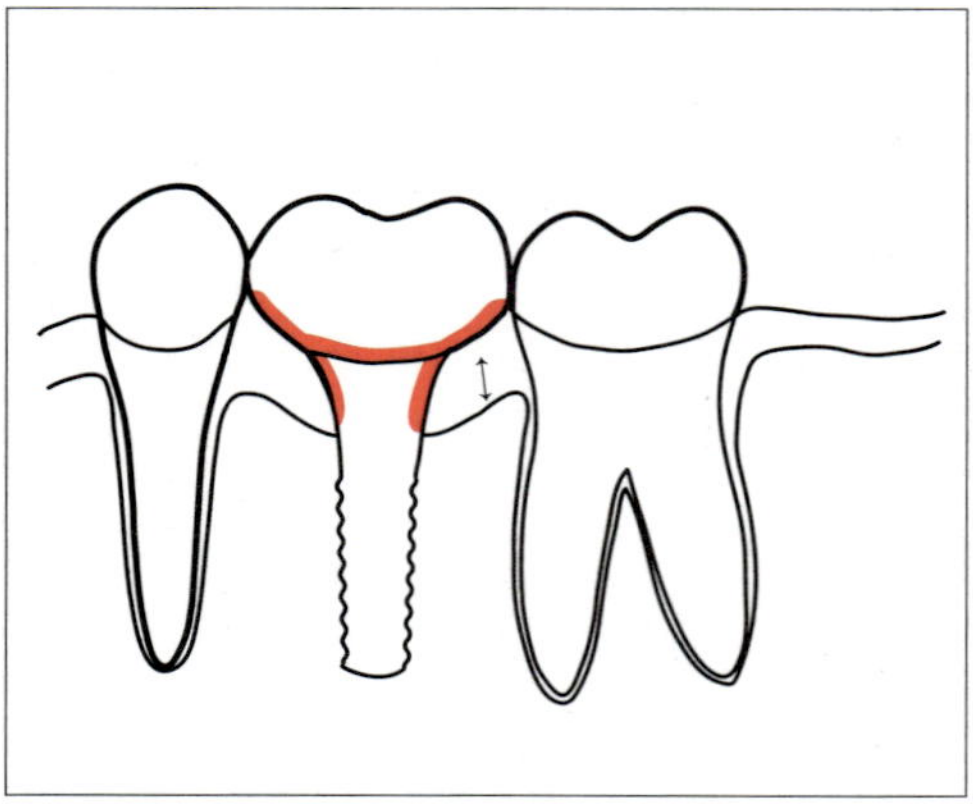

図102　色の部分が汚れないようなイメージを持つことが重要。

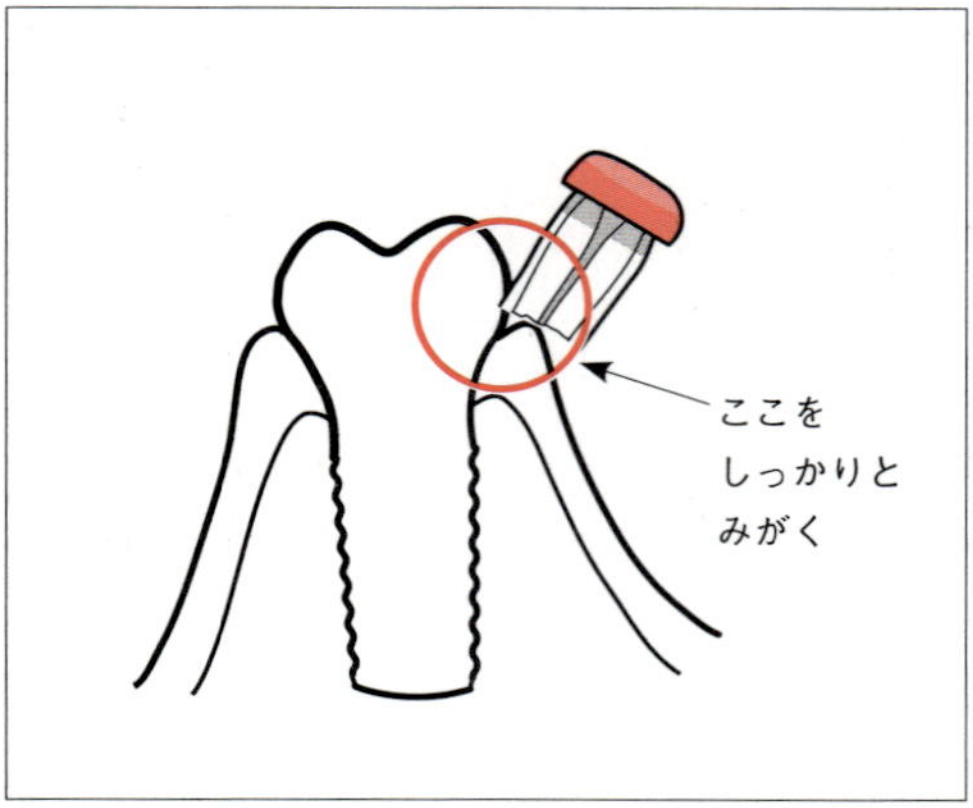
ここを
しっかりと
みがく

図103　歯周病の予防や治療でブラッシングするのと、ほぼ同じイメージで歯ブラシを当てていくことが大切。

を入れる感覚がより大切になります。【図102】【図103】

またインプラントは、インプラント同士を2本、3本と連結することで安定性を向上させていることが多く、ブリッジの手入れと同様、連結部のブラッシングや歯間ブラシ・デンタルフロス（特にスーパーフロスと呼ばれるもの）の使用が大切になります。【図104】～【図109】

自然な歯は、正常な状態でも前後左右に少し動くものですが、インプラントは骨に結合するという特性から全く動きません。それに加えてインプラントの上部構造（かぶせもののこと）は多くがセラミックによって作成されています。

この2つの点から、噛み合わせを定期的に微調整しないと、インプラントだけに大きな力がかかりすぎてしまったり、自分の歯が大きく削れたりします。

したがって、自分自身の歯とインプラントのクラウンがバランス良く噛み合うように、インプラントのクラウンを定期的に調整することが大切になります。またインプラントは、通常の歯とはやはり噛み心地が異なるようなので、丁寧な調整が必要とされます。

定期検診の際、少なくとも1年に1度はしっかりと噛み合わせのチェックや調整を受けられた方がいいでしょう。

また、定期検診では歯周病と同様のチェックをしてもらうことも重要です。なぜなら、歯周病の細菌がインプラントを支える骨の吸収に関与する可能性があるからです。

だからこそ、自身の歯の歯周病予防・再発防止とインプラントの長期安定には、口腔内を清潔にすること、規則正しい生活・食生活をして歯周病や虫歯を予防することが、よりいっそう大切

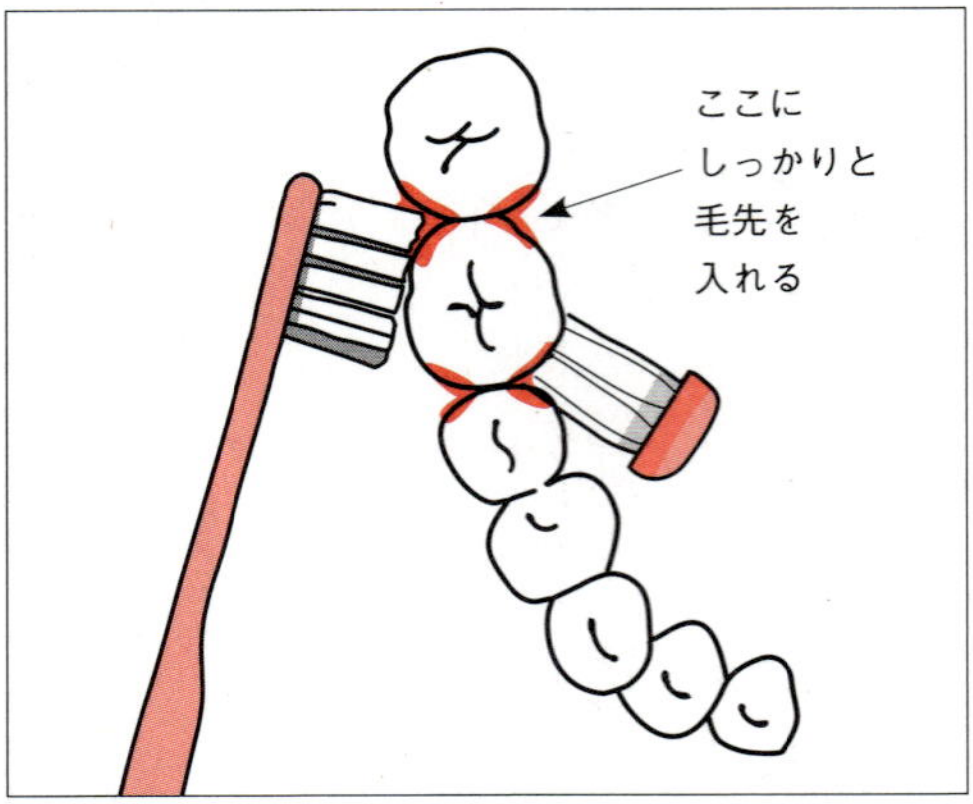
ここに
しっかりと
毛先を
入れる

図104　ブリッジと同じように、インプラントも連結してある部分を丁寧にしっかりとみがく。

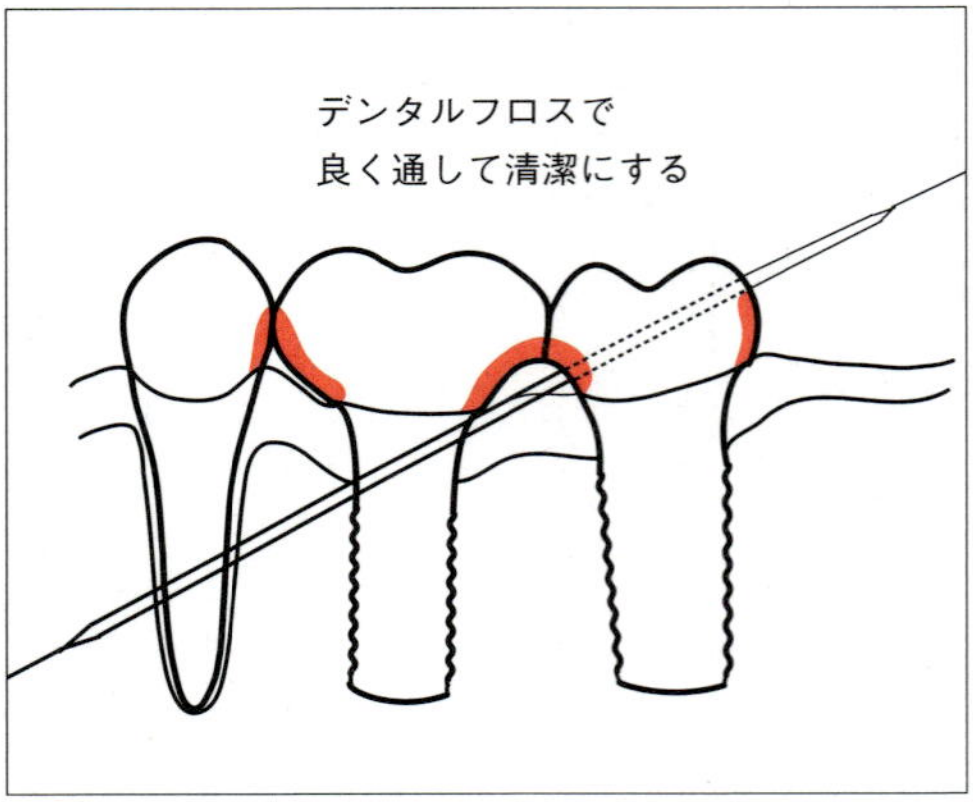
デンタルフロスで
良く通して清潔にする

図105　インプラントとインプラントの連結部分、インプラントと歯の間に、しっかりデンタルフロスなどを通す習慣を身につける。

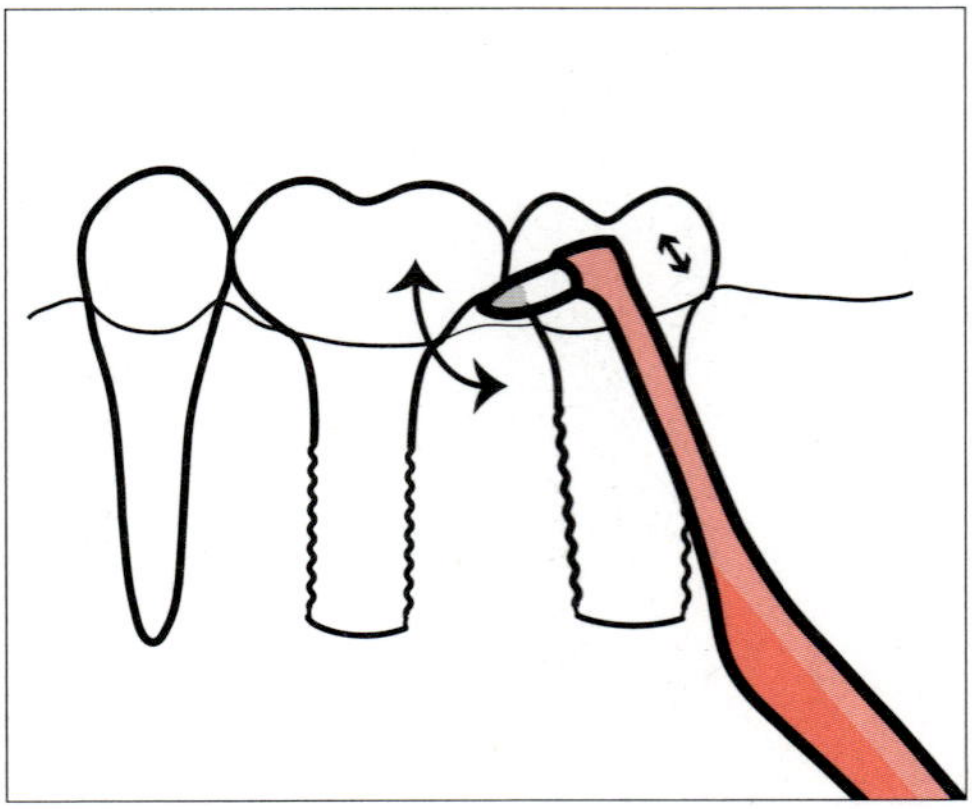

図106　インプラントの連結部はワンタフトブラシなどで良くみがく。歯医者で歯科衛生士に、特殊なブラシの使い方をしっかりと教わることも重要なポイント。

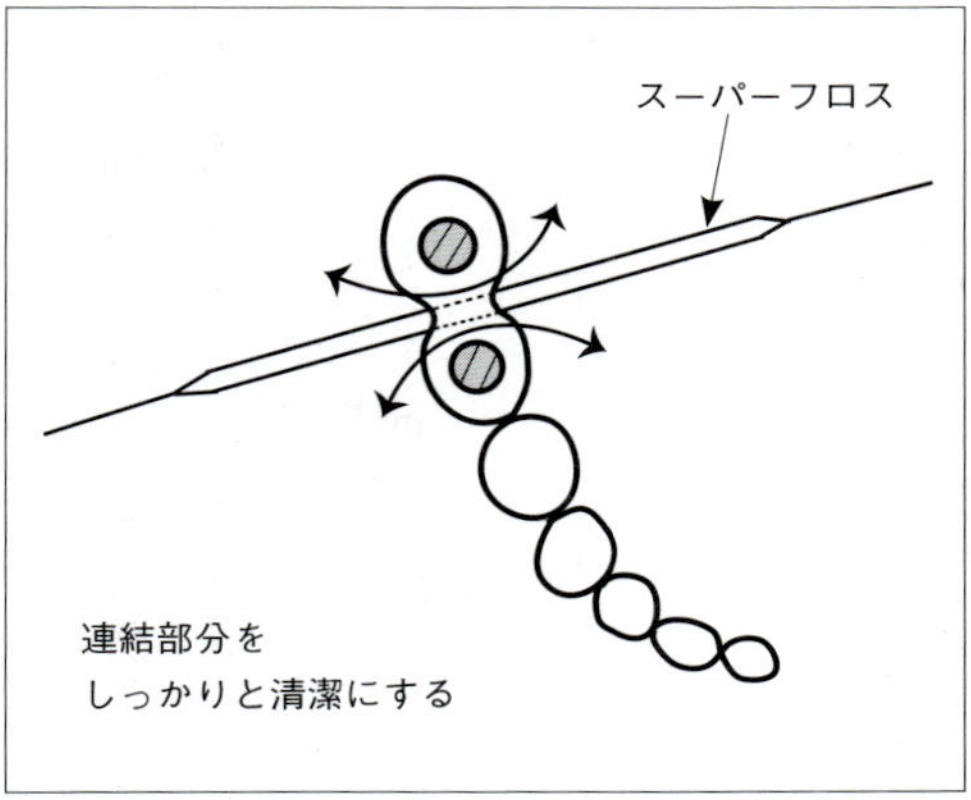

図107　インプラントの連結部やブリッジの下をきれいにするにはスーパーフロスが適している。これは歯科医院でないと入手しにくいので、歯医者さんに問い合わせてみよう。

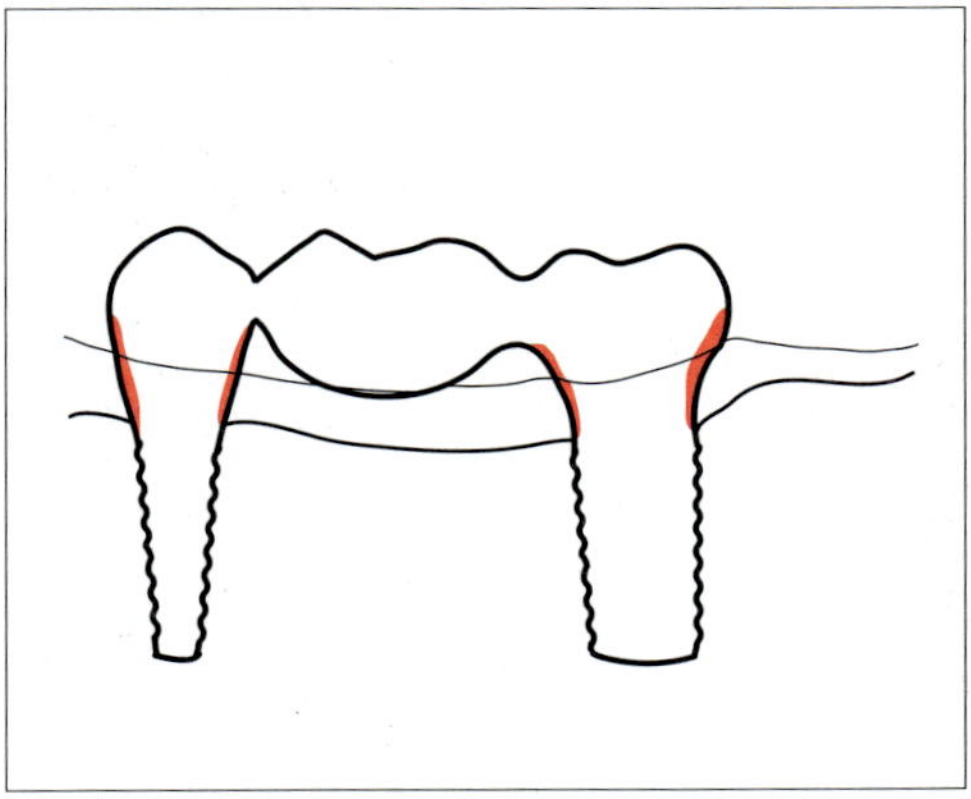

図108　太線の部分をしっかりとみがいて清潔に保つことが、インプラントを長く使うポイントになる。

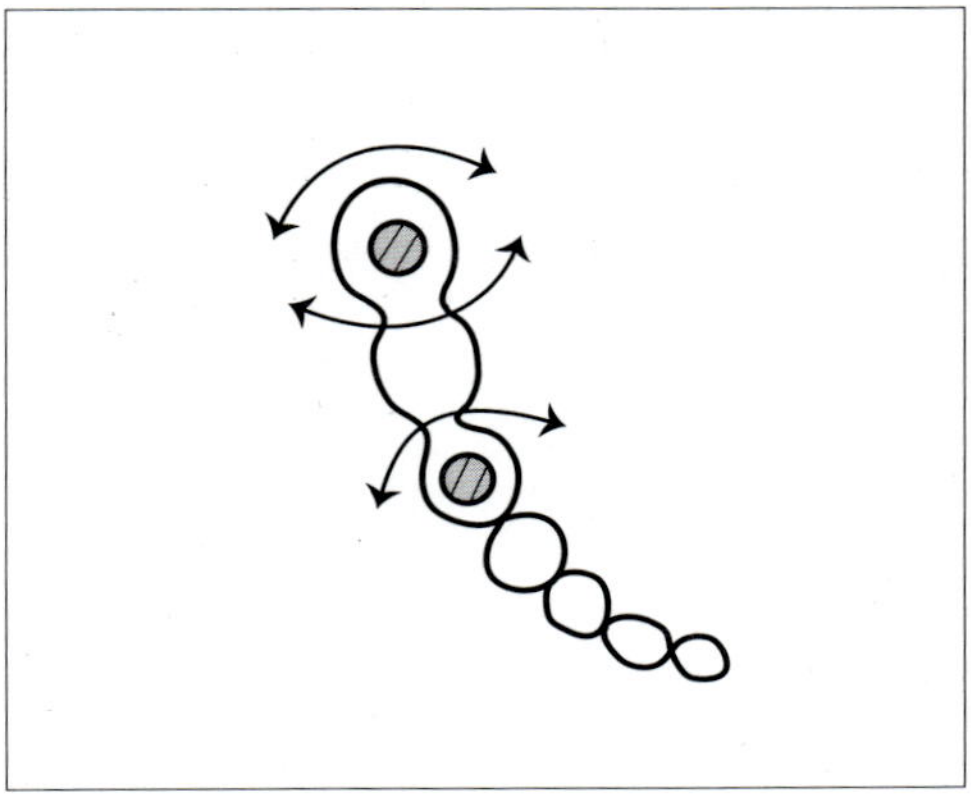

図109　奥歯は、矢印のようにスーパーフロスを用いて汚れを拭きあげるイメージを持つ。

になります。

定期検診では、噛み合わせとインプラント周辺の歯肉に炎症がないかをチェックしてもらい、もし炎症があれば新たにそれに対応する処置のプログラムを行うことが必要になります。

飛行機やスポーツカーは、その性能を引き出すために、常に整備・洗浄・消耗品の交換等が必要です。インプラントは通常の歯科治療に比べると、そのような飛行機やスポーツカーに近いと考えるとわかりやすいのではないでしょうか。

つまり機能が高い代わりに、メインテナンスにかかる時間・費用もまた多くかかるということなのです。

歯科医療の抱える問題点とインプラント

インプラントの注意点

人間の身体は、ちくわのような筒状の構造をしています、その体表面についているのが髪の毛、皮膚、爪、角膜です。一方、身体の内側は消化管粘膜で、全ての面が上皮組織というもので覆われています。

インプラントは、「オッセオインテグレーション」という、骨と酸化チタン膜が結合する理論を基に臨床応用されています。しかし、歯肉の一部分は酸化チタン膜とは結合しません。したがって、十分なプラークコントロールをできない人は、骨に直接、口腔内細菌による感染が起こりやすいということになります。

骨に感染が起こった場合は、骨髄炎（骨髄の炎症）という、抗生剤が非常に効きにくい状況に陥ることもあります。また、タバコを吸う人は歯肉が貧血状態になるので、インプラントには適応しにくくなります。

大学病院や専門病院のインプラント治療部では、口腔外科、麻酔科、補綴科《ほてつか》、放射線科から成るチームを組んで、一人の患者さんの治療にあたります。このことから考えても、一般開業医のスタッフでは、まだ力不足を感じることが多いのも事実でしょう。

大学病院では手術前に必ずCTを撮影し、骨の厚みを3次元的に分析してから治療計画を立てますが、一般開業医ではCTを併用して治療にあたることは、まだ少ない状況です。

また、人間の行うことには必ず失敗があります。人の歯が何らかの理由で抜歯にいたったとき、その歯を支える骨は、隣り合う部分の骨とほぼ同じ高さまで回復します。しかし、インプラントを除去する際は、場合によってはその周囲の骨を削る必要が出てきたりして、歯を抜いたときに比べて骨の回復量は少なくなります。

歯周病で歯をなくした人が、その歯周病を完全に克服できていないのにもかかわらず、インプラントを勧める歯科医がいまだに一部にいるということも、大きな問題であると考えます。

歯周病を悪化させる原因には、歯みがきが上手にできないこと、糖尿病や肝炎、高血圧による降圧剤の使用など、多くのものがあります。

このような原因を明らかにせず、歯がなくなったからすぐにインプラントをしよう、などというのでは、歯周病の原因が除去できていないのですから、インプラントの周囲に歯周病と同様の炎症が起こりやすくなることは明らかです。

私たち、歯科での治療には、その全ての処置において、メリットとデメリットがあります。私は、どんな治療を行うにしても、メリットとデメリットを十分に説明してから治療を行っています。ですから、患者さんの側でも、十分に納得するまで何でも聞いてほしいと思います。

インプラントは本当に良いもの？

最近は、患者さんや近所の床屋さん、親戚など、本当にいろいろな人から「インプラントは良いものなのか？」というような疑問・質問を数多く受けます。

これに対する答えはとても難しく、一言で説明できればいいのですが、そうもいかないことが多く、それでこうして文章にしてみようと思いたった次第です。

インプラントそのものの研究についてはかなり進んでいます。実際、私が最も信頼性・歴史があると思っている、ブローネマルクシステムのインプラントでは、30年以上もの長い間機能している症例もあります。

では、長い期間機能するインプラントの研究が、ここまで進んできているにもかかわらず、それでも私がインプラント治療を「良いものです」と断言できない理由は、いったい何なのでしょうか？

技術はそれを使う人に依る

私の考えでは、歯科の治療で、特に自費でしか認められていない分野である、矯正歯科、歯科インプラント、審美歯科という治療方法は、建築業と非常に似ているなと思っています。

建築業界では、新築ではなくてリフォームというものが、少し前から流行しています。

このリフォームというもの、今まで暮らしにくかった部分、不便な部分を改善し、建物を長持ちさせて、まるで新築と見間違うように家を綺麗にします。特にテレビで放映されているリフォームなどは、本当にこんなに安くて、こんなに綺麗で使いやすく変わるのならば、ぜひリフォームをやりたいと、私も思ったくらいです。

ところが新聞やニュース番組では、悪徳業者のリフォームによって、床が傾いてしまったり、水道管にネジを切って穴をあけてしまったり、湿気を吸収する材料を床下に入れたが、その下にビニールシートを入れなかったためによけい湿気がひどくなったり、といったひどい例が、これでもかというくらい数多く出てきていることは、皆さんもご存じだと思います。

また新築マンションでの、鉄筋コンクリートの耐震偽装などの問題も話題になりました。一級建築士という資格を持った人間が、構造計算の偽造をしたわけです。その結果として、建物自体をとり壊さなければならなくなったビルもありました。

人体の場合、やり直すことは、より身体にダメージを与えますから、このようなことがないよういっそう注意しなくてはなりません。

結局、知識や技術、システムも、それを使う人間によって本来の力が発揮されないことが多いという事実があるのです。

「相談無料」の抱える矛盾

歯科治療、特に矯正歯科、歯科インプラント、審美歯科などに存在する数多くの問題点も、これと同じものだと私は思っています。

まず、見積もり無料という広告です。見積もりは無料ですが、問題点を見つけ、その問題点に最も適した改善を行い、そのコストパフォーマンスについて考え、説明する。これを真剣に行えば、どれほどの時間と労力がかかるでしょうか?

また、見積もりをした人全員が契約するわけではないとすると、その分の時間と労力にかかった給料は、いったい誰が払っているのでしょうか。もちろん、その分はリフォーム代金に含まれるでしょうし、キャンセルになったお客さんの分まで、契約をとれたお客さんの費用に上乗せされることになるでしょう。

数多く契約がとれているときは、大きな問題にはならないのかもしれません。しかし今のように景気の悪い時代になると、契約を獲得できる数が減ってくるのは当然でしょう。

そうすると、この見積もりにかかる費用を、ただ他の顧客の価格に上乗せするだけでは追いつかなくなってきて、不必要な工事や防水処理など、まだ耐久性が十分あるものに対しても再処理するなどのことをやらなくては、利益が出せなくなってくるのではないでしょうか。

また、契約をとりたいがために、良い部分は強調しますが、欠点などはあまり説明しなくなるかもしれません。

現在、歯科の世界では歯科医師過剰となり、関東地方では特に過当競争が進んでいます。競争による良い点も多くありますが、このリフォームの例を考えると、「インプラント相談無料」などという宣伝文句には、少し気をつけるべきではないかとも感じています。

医療といえども、開業しているということは商売と全く同じ面を持っています。なのに「相談無料」……。これはやはり矛盾しているのではないでしょうか。

実際、最近では新聞やテレビのニュースで、インプラントのトラブルが報告されるようになってきました。こうした事実は、患者さんも知っておいた方が良いと思います。

良い治療を受けるには…

歯科インプラントを行う前には、まず全身状態を良く調べ、口の中の模型をとり、レントゲン写真やＣＴによって骨の厚みを見ることが重要です。その上で、全く健康な歯肉や骨を削り、穴をあけていくのですから、道具はもちろん使い捨てでしょうし、それにあたるスタッフも歯科医師一人では駄目でしょう。それも、全くの素人である歯科助手などではなく、歯科衛生士か看護師が必要になってくるはずです。

このように考えてみると、インプラントの説明をとても無料ではできないだろうというのが、私の個人的な見解です。

歯科医院を選ぶときには、

①普段からしっかり予約・治療の開始時間を守ってくれているか。
②予約時間が最低30分はあるか。
③勤めているスタッフは歯科助手ではなく歯科衛生士か。スタッフ一人一人の名前はわかるか。
④医院の清潔度。使用している道具は滅菌バッグなどに入っているか。
⑤スタッフの手洗いはきちんとされているか。
⑥今までに受けた治療は納得のいくものだったか。
⑦わからないことは担当医が直接、納得のいくまで説明してくれるか。
⑧手術室があるか。
⑨トイレはきれいか。

などなど、本当にたくさんのことを良く注意してみる必要があるでしょう。

リフォームやインプラント治療は、オーダーメイドの服を作るようなものです。その人、その家にあったものでなくては役に立たないという点で、車や電気製品とはその売り方が全く異なると思います。

何かトラブルがあったとき、弁護士に相談すれば、1時間2万円程度の相談料を払わなければなりません。またホテルで食事などをすると10%のサービス料を払わなければなりません。深い知識や厚いサービスを受けるとき、私たちはそれ相応の対価を払っています。

そうしたことを頭においた上で治療にのぞめば、きっと良いインプラント治療を受けることができるのではないでしょうか?

どのようにインプラントを行うかが重要

ここまでインプラントの危険性や注意点などを書いてきましたが、本当に処置のされ方によって、インプラントは真に第三の歯にもなりうるが、逆に身体を蝕む凶器にもなるということを、強く感じています。

大学病院や専門病院のインプラント科では、積極的にインプラントが行われています。また、それ以上に開業歯科医の一部では、さほどの責任感もなく積極的にインプラント治療を行っている所もあります。

責任感を持った歯医者さんと話をすると、

「インプラントは噛み合わせを回復し、元々あった歯列の回復を目的とするための1つの方法として、選択の可能性と限界を見きわめることが重要である」

「A先生の治療後がB先生の治療前では困る」

「インプラントはすでに2・3・4次災害の治療であり、最も大切なことは、初めに治療にあたった歯科医師が1次災害にしてはいけない」

つまり医原性疾患が非常に多いということを強調していました。その他にも、

「インプラントを選択して、患者・歯科医が高齢になったとき、埋入《まいにゅう》されたインプラントをどうするか、このことをしっかり考えてから処置を始めてほしい」

「インプラントを行った患者さんは、最初は喜ぶが、メインテナンスが大変で時間とともに患者・歯科医双方が疲れるので、はっきりいえばやりたくない」

「インプラントのシステムでうまくいくのではなく、使い方が大切である」

「元々あった歯の形態や位置をよく参考にする必要がある」

といった言葉を聞くことも多く、他院での失敗症例のリカバリーなどを多く経験している歯科医師ほど、インプラントにはあまり積極的でないことが多いという事実もあります。

インプラントは「もうかる」？

歯医者で選ぶことができる治療方法には、それほどの選択肢がないのが現実です。歯がなくなってしまった場合には、

①気にならない場合はそのままにしておく
②前後に歯がある場合はブリッジにする
③奥歯がなくなったときは義歯にする
④骨の手術が必要なインプラントにする

歯科医師は、この中から適している処置方法を提案して選んでもらうわけです。

この4つの中で1つ違うことがあるとすれば、インプラントには保険治療が使えないということです。つまり「インプラントはもうかる」という理由から、今のブームがあることも確かだと思います。

インプラントの利益率が、予防処置、根管治療や歯周病治療、ブリッジや義歯と同程度であったならば、ここまでの流行はなかったと思います。そうであれば、ブリッジや義歯での治療も、もっと患者さんに受け入れられているのではないでしょうか。

歯科の今までの治療方法も、予防・保存処置（歯を残す処置）・補綴《ほてつ》処置（歯がなくなった部分を回復する処置）をしっかりと連携して行えば長持ちするし、快適であることは、いろいろなデータによって確かめられています。

その一方で、長持ちしなかったり、不快であったりといったデータがあるのも事実です。

患者さんがよく噛めるような処置方法を考えているのか、それとも医院の経営的に有利だからなのか。それはこれから10年後、20年後に、歯科医療従事者が問われることだと思います。

「インプラントできます」の意味

骨の状態とインプラントへの適応

こうした状況の中では、インプラントが数ある治療法の中で最も適している状態なのか、ただインプラントを行うことができるというだけなのか、それを見きわめることが重要です。

「インプラントできます」といわれると、日頃から不具合を感じている人たちは、インプラントが最も適している方法だといわれたと感じることが多いようです。

しかしそんな場合でも、口の中やレントゲンを見ると、インプラントはできるけれども、これは適応外であろうというような症例も数多く見受けられます。

ここでは、骨の状態から、インプラントの適応という点について見ていきたいと思います。

インプラントは骨の中に埋入するのですが、では埋入する場所である上顎《じょうがく》と下顎《かがく》はどのようになっているのでしょう。

インプラントを埋入することが多いのは、後方歯（小臼歯《きゅうし》・大臼歯）です。この部分の歯がなくなってしまうと、入れ歯にしてもブリッジにしても、治療の難易度が上がってしまうので、まずはここを中心に説明していきましょう。

上顎へのインプラント

上顎の臼歯部にインプラント治療をする上で、最も注意を払わなければならないのは、上顎洞《じょうがくどう》の存在です。

上顎洞とは副鼻腔《ふくびくう》（呼吸器の1つ）の1つで、鼻腔と交通して空気を保有している空間で、前《ぜん》頭洞《とうどう》、篩骨洞《しこつどう》、蝶形骨洞《ちょうけいこつどう》、上顎洞の4つに分かれています。鼻腔はこの全てとつながっているため、上顎洞を傷つけたりすると他の部位にまで影響が及んでしまうのです。

中でも考え得る最も危険な合併症は、インプラントを埋入するとき、間違って上顎洞を傷つけてしまうことです。それによって上顎洞が化膿し、炎症は他の副鼻腔にも波及していきます。前頭洞に波及した場合には、炎症が繰り返し起こると失明の危険性まであります。

実際、失明まで起きてしまったという報告はありませんが、上顎洞を傷つけて他の副鼻腔にまで炎症が波及するということは、実際に起きています。

このような合併症が起こるのは非常にまれなことですが、こういった危険があるということまで考えてインプラント治療をしている歯科医はとても少なく思えることから、あえてここに書いておきます。

なぜそう思うかといえば、私が話を聞いたことのあるインプラントを勧められた人や、された人のほとんど全てが、「危険なことは説明されていない」とか「内科的な質問などは受けたことがない」などと、一様にいっていたからです。

その上、そうした人を調べてみると、高血圧であったり、肝炎や糖尿病であったということが少なくないのです。

インプラントを考える上で、あなたにインプラントを勧めている歯科医は、どこまで考えてその処置をしているのでしょうか？　こうしたことを考えておくことは本当に大切だと、私は思うのです。

ちなみに上顎洞を図に示すと【図110】のようになります。【図111】【図112】は、歯がなくなったときの状態です。ここで良くわかるのは、もともと歯があった部分というのは、骨が厚い人もいれば非常に薄い人もいるという点です。

だから、インプラントをするにあたってCTを併用していない歯医者は、とても危ないといわざるを得ないのです。骨がどのような形、厚さなのかを立体的に考えていかなければ、非常に危険なことになりかねないからです。

現在ではCTの画像データを元に、立体的な模型、サージカルガイドの制作ができるようになってきました。これらの技術によって、より安全に術前の計画、手術が行えるようになったことは、患者さんの選択肢を大きく広げています。

しかし、一連の処置にかかる費用が高くなっていることも事実です。インプラントを入れる前、入れた後で、最も大切なのは、それ以上に治療が必要にならないために、患者さんにも予防的な考えを持ってもらうことだと思います。

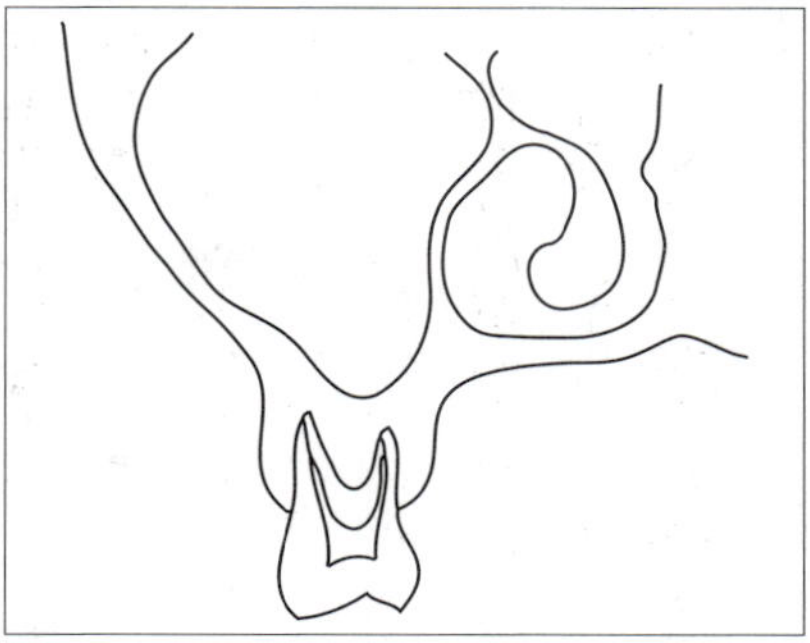

図110

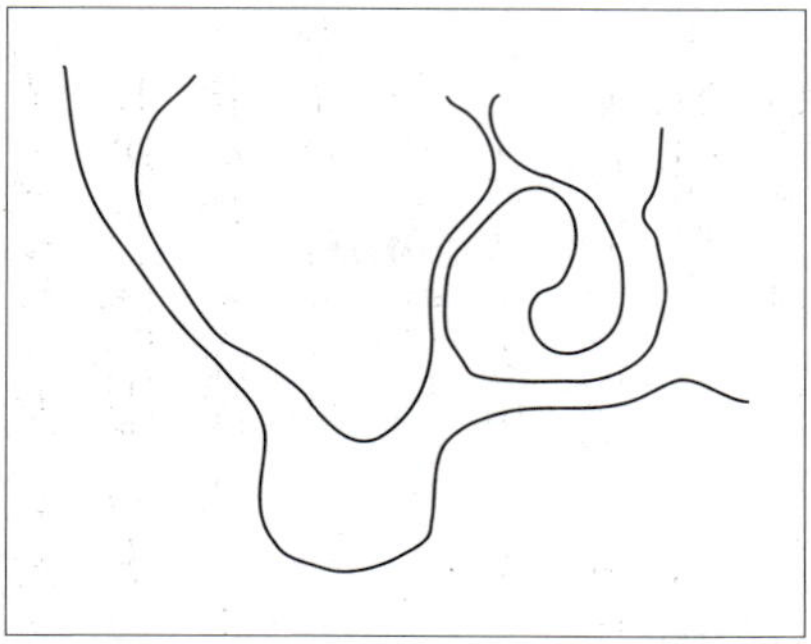

図111

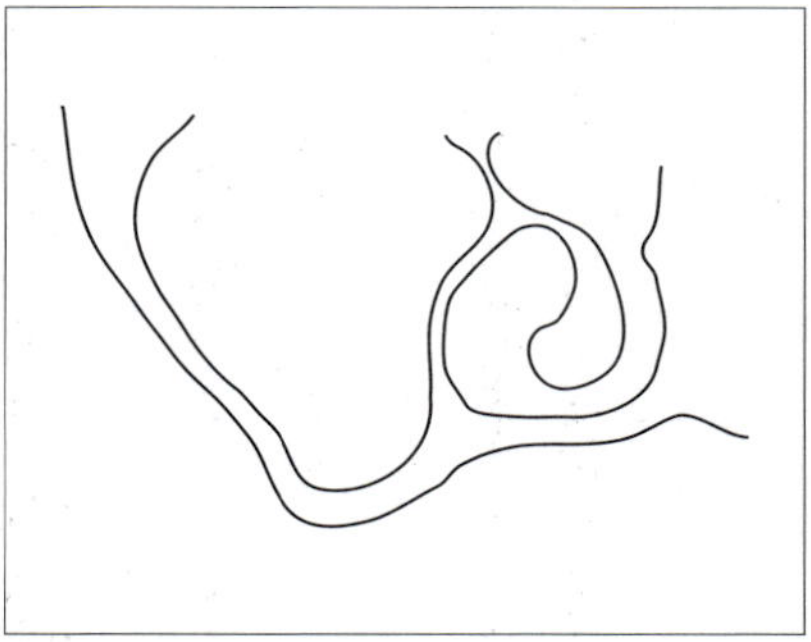

図112

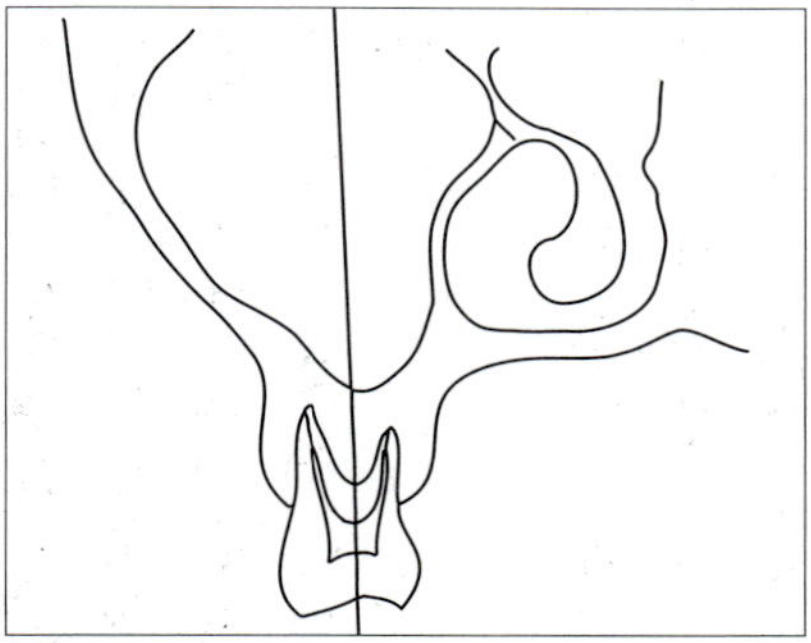

図113

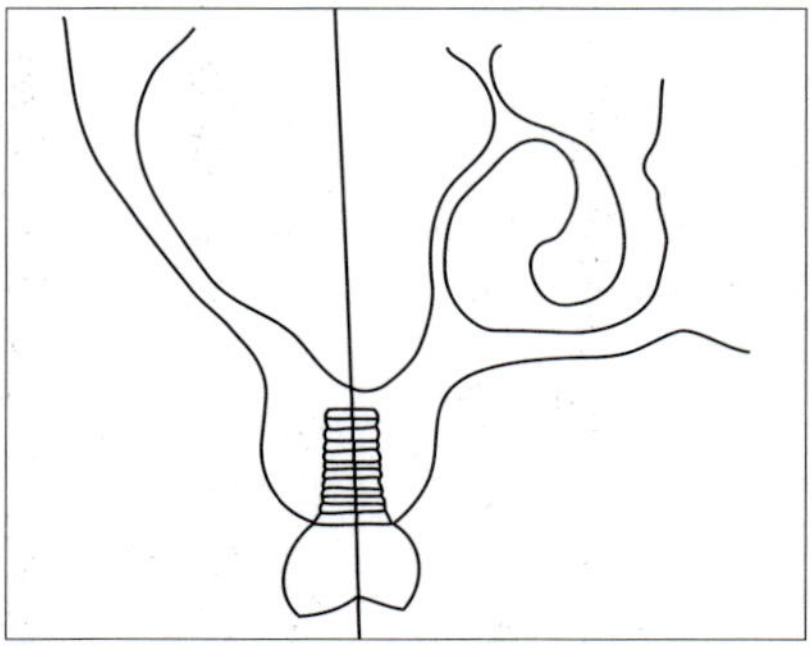

図114

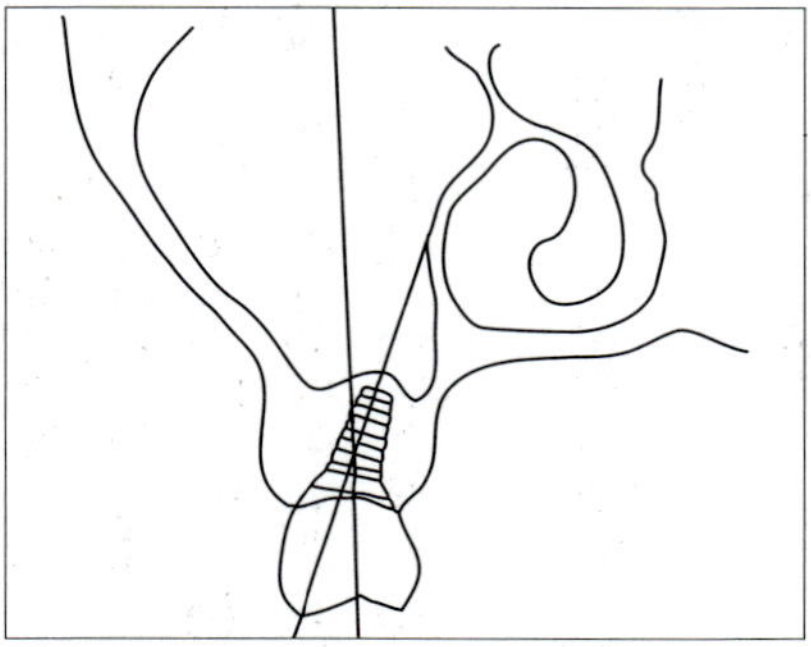

図115

「インプラントができる」というのは、【図114】と【図115】のような状態でしょう。

しかし、【図114】のようであるか、【図115】であるかというのが、非常に大切です。噛むという動作は、体重に匹敵する咬合力《こうごうりょく》を歯に伝えます。ということは、その力を支える歯やインプラントは、咬合力の方向に対してなるべく同一方向にその長軸が存在することが望ましいわけで、【図114】のような状態を適しているというのならば、【図115】のような状態は不適応であろうと考えるからです。

しかし、【図114】も【図115】も、同じように「インプラントはできる」なのです。だからこそ、治療の予後に大きな差が生じる点を、良く検討することが大切です。

繰り返しになりますが、インプラントを勧められたり、すでに埋入された人に、「内科的な話や検査などはしていませんか」と聞いてみると、ほとんどの人は、「何もされていません」と返事します。

さらにひどい場合には、血圧のことを聞いても、ご本人は「血圧も高くないし問題ありません」ということでも、よくよく調べてみると本人も知らない高血圧であったり、狭心症だったということがよくあるのです。

何も事故が起こっていなければ笑って話せますが、実際にインプラント治療で死亡事故まで発生したことを考えれば、リスクを良くわかった上で選択する必要がある処置だということをわかっていただけると思います。

下顎へのインプラント

次に下顎へのインプラントについて見ていきましょう。

下顎へのインプラントを行う上で、最も注意しなくてはならないのは、下顎管（下歯槽《かしそう》神経）の存在でしょう。【図116】

下顎管の中には動脈、静脈、下歯槽神経があります。下歯槽神経は、脳から下顎骨の下顎孔を通って下顎の歯の歯髄《しずい》に分布し、おとがい孔から骨外に出て、下唇部の皮膚に分布する神経です。

下顎の後方歯が何らかの理由でなくなると、時がたつにしたがって下顎骨の高さが減っていくことが多くあります。ということは、どんどん神経との距離が短くなっていくということでもあります。【図117】

【図117】を方向を変えて見ると、【図118】【図119】のようになります。下顎骨の中の、下顎管のある位置はだいたい決まっていますが、それでも十人十色でずれていることもあります。

こうしたことから、インプラントは下顎管を避けて埋入することになっているのですが、【図120】【図121】【図122】を見てもらえばわかるように、【図122】では、どう考えても大きな咬合力が加わったときには大きな影響、つまりインプラントの一部がひずんだり、折れたり、骨が急速になくなったりなど、いろいろなことが予想されます。

それでも、【図121】も【図122】も、「インプラントできます」なのです。

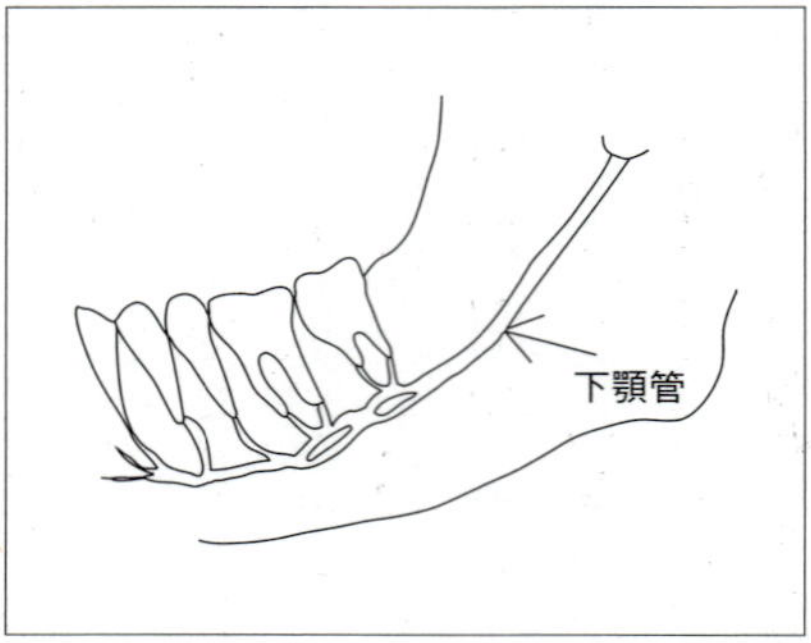

図116

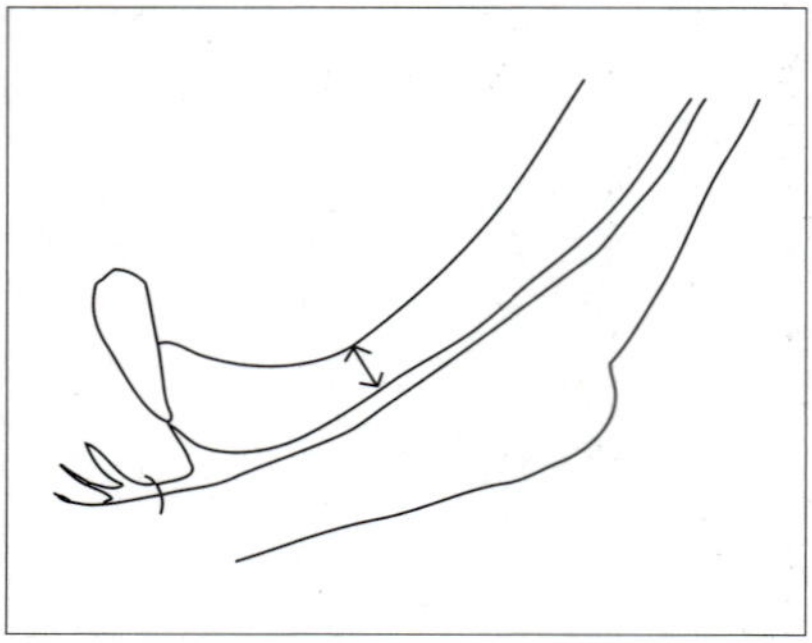

図117

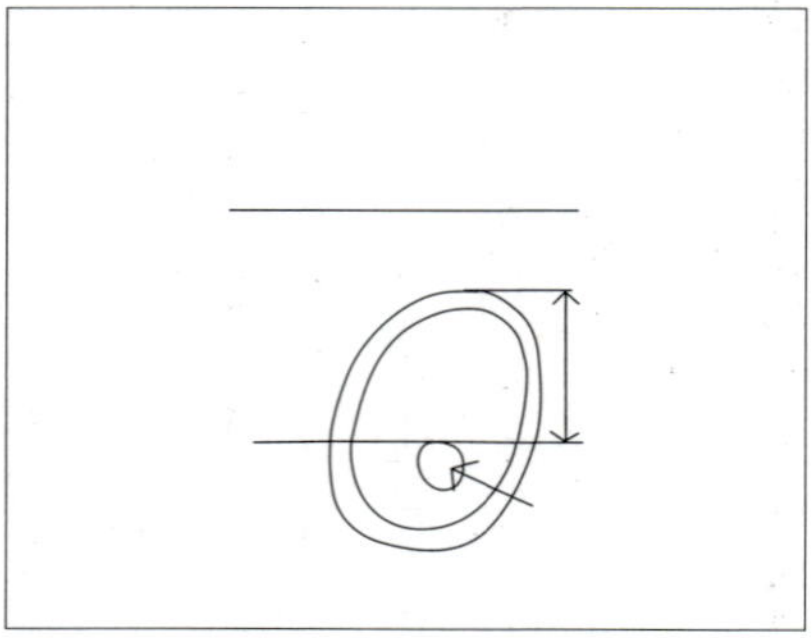

図118

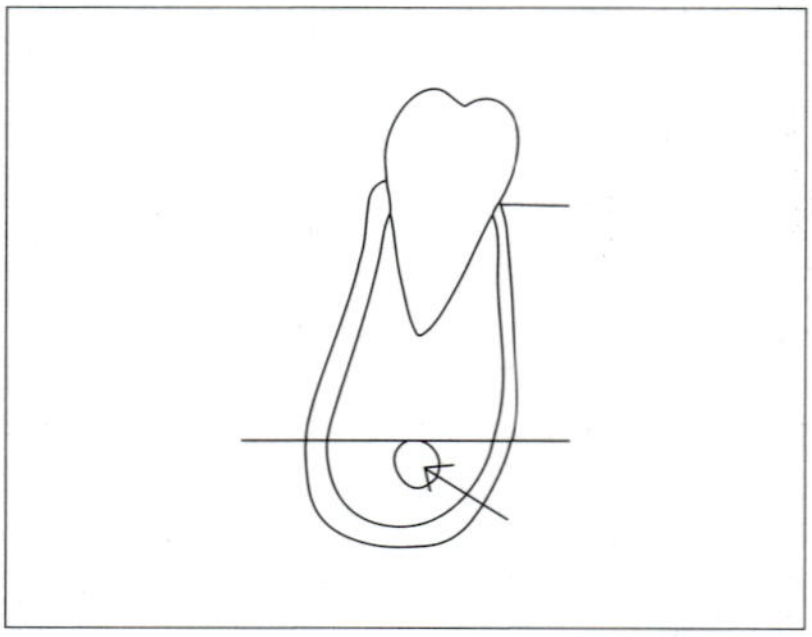

図119

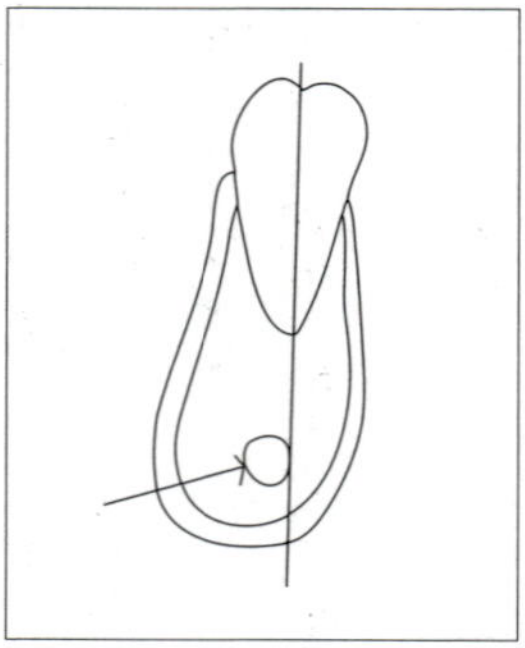

図120

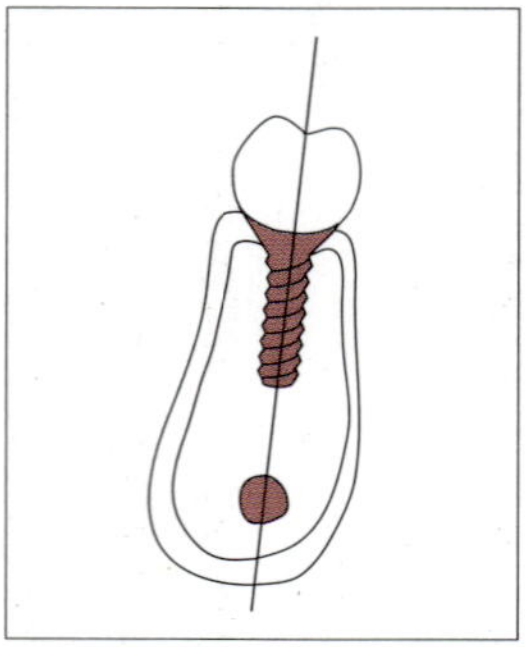

図121

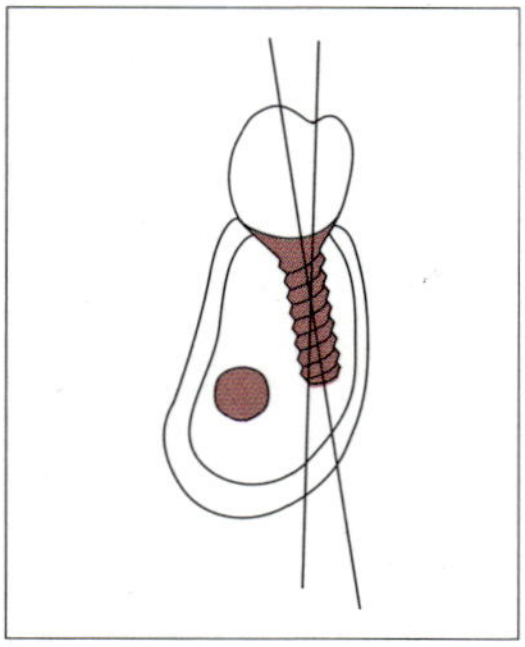

図122

このような説明を事前に受けてからインプラントを選んでいるというのなら問題はないのですが、「インプラントは永久に持ちます」だの、「外れない歯です」などといった説明しかされていない人が実際に少なくないので、改めて注意していただきたいと思います。

また、神経というのはとても分化している器官（とても発達しているということ）なので、損傷すると治癒が悪いということも覚えておく必要があります。

もしも誤って神経を傷つけると、傷ついた側の頬や唇の感覚がなくなり、それが完治するのは非常に難しいということです。いえ、治らないといってもいいかもしれません。

また下顎骨の周囲、舌の下にも血管などが存在します。やはり術前のＣＴによる下顎骨の立体的な情報、下顎管や周囲の血管との位置情報を調べてくれる施設を選んだ方が良いでしょう。

インプラントは最終的な処置である

歯科以外にも、医科の分野では多くのインプラントが存在しますが、そのほとんどは完全に体内に埋め込まれているタイプであるということも覚えておいてください。

心臓のペースメーカーや人工関節などは、多くの人々が処置されていますが、これは一度体内に入れれば外界には全く触れません。

心臓ペースメーカーは命に関わる場合に処置されます。また人工関節の場合は、再度の埋め込みは不利な条件が多くなるために、ある程度の年齢に達するまでは、なるべく自分自身の関節を保たせていくという考え方があります。

特に、骨に対するインプラントは、何度も処置することを前提としたものではなく、最終的な処置であるという一面を持っています。

しかし、歯科インプラントはその構造上、必ず外界つまり口腔内に露出するので、常に感染との戦いになります。

それなのに、「インプラントにすれば歯みがきしなくてもいい」だの、「普通の歯みがきでOK」というような甘い言葉には、だまされないでほしいと思います。

もうインプラントを入れてしまった人は、とにかくその部分が汚れないように丁寧にブラッシングして、いつも清潔にしてください。でなければ、歯肉や骨が腫れたり、膿んでしまうといったことが考えられます。結果的に骨が壊れてなくなれば、再度インプラントを選択することができない場合もあります。

私自身の経験として、「インプラントできます」といわれた人の多くが、「インプラントに適している」と勘違いされているのかなと思うことがよくあります。また、歯を抜いた部分に無計画にインプラントを埋入したと思われる症例が増えているのも事実です。

インプラントを勧める歯科医や歯科材料の販売業者の一部には、「できる」という言葉の勘違いを意図的に利用している人もいるようで、まったく情けない話ですが、やはり自分の身は自分で守るしかないということでしょうか。

とにかく予防が一番です。規則正しい生活、ブラッシングで、歯を守っていきましょう。

その一方で現在、主流となっているチタン性スクリュータイプのインプラントは、使用が開始されて40年近くたちますが、日本でもインプラント処置後10年が経過した症例が少しずつ出てきています。

それらの症例を見ていくと、インプラントに真剣にとりくんでいる人の場合は、かなり信頼のおける処置になりつつあると思えるものも数多く見られます。

インプラントと骨、インプラントと歯肉の関係が良好な症例が、10年という長い時間を経過した中で出てきているのは、歯科医師・患者の双方にとって喜ばしいことでしょう。

インプラント学会で講演されたある先生は、自分自身でも1本のインプラントを入れているということでした、これはとてもすばらしく、非常に大切なことだと思います。

外傷に対するインプラントの進歩

最近は自動車のエアバッグの普及で、交通事故による顔へのケガは軽くなっているそうですが、一方ではスノーボードなどのスポーツによる外傷が増加傾向にあるようです。

そんな中で、スノーボードによる下顎骨の骨折に対して、インプラントを応用した症例もありました。

交通事故やスノーボードなどのスポーツによって顔の骨を骨折し、それに付随して歯をなくしてしまった人に対するインプラントの効果は、非常にすばらしい進歩であるといえます。

なぜなら、歯の喪失の原因が、虫歯や歯周病などの口腔の不衛生、糖尿病など全身の免疫力の低下ではなく、不慮の事故であるため、その治療効果や予後が良好になると考えられるからです。

骨折に対しての処置の後、なくなってしまった骨を増量してからインプラントを応用した症例では、治療期間も1年6か月におよびましたが、突然の事故で歯をなくしてしまった患者さんにとっては、この治療は本当に価値のあるものだと感じました。

今までであれば、このような場合には、顎補綴《がくほてつ》という名の大きな義歯を入れていましたが、10代、20代の若い女性にとって、これはあまりにも大変なことだったでしょう。

スポーツや事故によって顔の骨や歯に何らかの傷害が加わったときには、骨折に対する処置に加えて、口腔外科などで噛み合わせと顎関節のチェックをしておけば、骨折の治癒後の処置が早まりますので、こうしたことも覚えておいてほしいと思います。

発展途中のインプラント治療

それでも、まだまだインプラントは危ないなと思った症例もあります。例えばインプラントによって顔の皮膚に大きなろう孔《こう》（膿《うみ》の出口の穴）ができた症例がありました。

この症例が示すことはインプラントを行って失敗し、なおかつインプラントを行った歯科医が失敗後に適切な処置を怠ったこと、また患者を無視した治療だったために、インプラント後に医学部の歯科口腔外科で手術が必要になったという点です。

ここまでくると、再治療にインプラントを施すことはもちろんできません。それどころか、義歯でさえまともに入れることは困難になります。

また、インプラント埋入後に心身症が疑われた脳腫瘍の症例もあります。まずインプラント後に噛み合わせがおかしいと感じ、頭痛、腕のしびれなどが出たことから精神的な問題が疑われましたが、その後に脳腫瘍が発見され、適切な処置を行った後では、経過は良好ということでした。

この症例は、インプラント処置前に内科的、全身的な検査、診査が充分ではない歯科医・歯科医院が、まだまだ多いということを示しているのではないでしょうか。

骨に異物を埋め込むインプラントが、全身に少なからず影響を与える処置であることは間違いありません。

医学的な観点からいえば、血液検査や心電図などを踏まえた内科医による検査、そしてCTを用いた骨の形態の把握が必要であると思います。

しかしながら、治療期間の短縮に気をとられて、このような検査をしていない歯医者も、いまだに多いようです。

根管治療の場合は、20年前の海外のデータで、10年間の予後が良好なものが90%以上あるという例があります。

であるのに、実際に診療をする毎日の中で、ほとんどの患者さんの歯は要再治療であるという現実もあります。

つまり処置をする歯科医によって、歯は良くもなるし、悪くもなる……。

そういう意味では、インプラントは少し前の根管治療（歯内療法）と同じような状態にあるのかもしれません。

他にも、インプラントが上顎洞内に迷入した、インプラントで神経を切断した、麻酔針を折って針をとりだすのに手術を要したなど、いろいろな失敗がありましたが、このような欠点もあると踏まえた上で、インプラントを考える必要があるということだけは確かです。

学会での報告や、新聞記事等でこのような症例が増えてきたということは、巷にあふれだしているインプラント歯科医には、どれだけの失敗が隠れているのでしょうか。

しかしながら、これが今の日本の歯科医療の現状であるのでしょう。自分の身は自分で守る必要があるということだと思います。

私自身が選ぶなら…

この本を書くにあたって新たにわかったこと、再確認したことを踏まえて、自分自身の歯がなくなったとき、私がどうするかを考えてみました。

自分の歯がなくなったとき、私ならまずは義歯を入れます。なぜなら、義歯がどうしても嫌なときはブリッジ、またはインプラントと、次の手が打ちやすいからです。

また、インプラントに最終的なかぶせものを入れる前には、どうしても歯がない状態で過ごすか、義歯を入れる必要性があるからです。

初めにインプラントをやって、それでダメになったときには、もう義歯もうまく入れることができません。

皆さんにも、自分の歯が何本残せるのか、歯医者さんや歯科衛生士さんと、良く話し合ってほしいと思います。

これから歯がなくなった部分には全てインプラントを入れるのか？

どこまでをインプラントで処置していくのか？

どこからは義歯を使っていくのか？

自分の生涯の食べる楽しみを、どんな形で送るのか、よく相談して決めてほしい。私は切にそう願っています。

◆まとめとして

医師が本を書くということ…

医療従事者が一般の人に向けて本を書くというのは、良いことなのでしょうか？　それとも好ましくないことでしょうか？

宣伝行為、売名行為といったイメージがあって、私も初めは本を書くことをあまり良いことだとは思っていませんでした。

しかし学生時代の自分が、医学の専門書の他に、このような一般書から少なからず影響を受けていたことも事実です。

そこで、自分が担当した患者さんの治療が一段落ついたとき、次のように聞いてみたのです。

一種の宣伝のようでもあるけれど、歯医者選びの一助にもなりそうだと思うし、歯医者が本を出すのはどう思いますか、と。

すると何人かの患者さんは、「どんな考え方を持っているのか示してくれるのは親切だと思います。外から見ただけでは、どんな歯医者さんなのかはわかりませんから」といってくれました。

それを聞いて、私はもし自分が患者の立場であったなら、知っていた方が良いと思うことを書いて本にまとめることは意味があると考え、実行に移すことにしました。

本当に良いと思ったことを伝えたい

私が歯科医になって10年がたちました。大学院での研究では茂呂周先生の下で病理学を学び、主に口の中にできるガンなどの診断、手術材料からガン細胞のとり残しがないかのチェック、および免疫学に関する研究を行ってきました。

この大学院の研究では、何もない所からデータを集めてきて、それが何を示しているのか、何も知らない人たちにもわかるような形にする（つまり論文にする）といったトレーニングが主なものでした。これは、現在の診療・患者さんへの説明などで、本当に役に立っています。

また、大学院卒業後に歯科医院での診療を経験し、いろいろな考え方や物の見方を経験してきました。そんな中で最も感じるのは、やはり歯科医療従事者は、口腔内の健康な人が多いということです。歯科医師、歯科衛生士といった、直接的に患者さんに対応する職業人は皆、口腔内の健康なことが多いのです。

私自身、歯学部に入学して以降、新たな虫歯ができたのはこの16年間で1か所のみで、残りは以前の再治療だけです。ちなみに最後に治療したのは6年前になります。

こうしたことや様々なデータが示すように、歯科治療の90％以上を占める二大疾患である虫歯と歯周病は、すでに予防方法や治療方法が確立しているのです。にもかかわらず、多くの患者さんに対して、この予防方法を十分に理解し、実践してもらうことは、まだできていないという現実があります。

そんな中で、私が患者さんや、この本を読んでくれる方たちにできることは、私自身が本当に良いと実感した予防方法や治療方法、治療の受け方などを紹介することだと思っています。

その上で、それを実践するのは皆さんご自身なのです。知識は実践しないと力になりません。実践して初めて力になるのです。どうか、自分の口の中を今までより少し意識してブラッシングしてください。そして食生活にメリハリをつけて、甘い物などを楽しんでほしいと思います。

安くて本当に良い物は少ないものです。安い物には、何か理由があることが多いのではないでしょうか（逆に、高くて良くないものが多い世の中になりつつあるような気もしますが…）。

高くても本当に良いものをしっかりと見きわめられるように、この本が、皆さんにあった歯科医を探す一助になればと思っています。

一番価値があってリーズナブルなのは予防であり、セルフメインテナンスであることは間違いありません。繰り返して書きますが、歯科の二大疾患である虫歯と歯周病は、その予防方法も治療方法も確立しているのです。

決してあきらめず、いつまでも健康においしく食事し、会話を楽しんでほしいと思います。

しっかり治療してくれる歯医者さんを探すには…

では、しっかりと治療してくれる歯医者さんは、どのようにして探せばいいのでしょうか。それには、最低限度、次の4つをチェックすると良いと思います。
・時間をしっかり守ってくれること
・治療前に良く説明してくれること
・説明に際しては、メリットとデメリットを両方説明してくれること
・治療前に質問に答えてくれること
人が何かを行うときには、その目標を立て、イメージトレーニングを行うものです。口の中の健康を維持、回復するための処置を行うときにも、処置前に歯科医師（医療従事者）と患者さんが同じ最終的なイメージを持ち、理解しあうことがとても大切で、そこがしっかりしていないとスタートからつまずくことになると思います。

お口の健康を大切に

歯医者さんで歯を治すことは、本当にできるのでしょうか。

病気の進行を止めたり、ゆっくりにしたり、歯がなくなった部分を人工物で置き換えて機能の回復をしたりといったことは、かなりできるようになってきたと思います。

しかし、元に戻すというイメージで「治す」ということを考えると、まだほんの一部の領域（虫歯になり始めの白い変色や、歯周病のある特定のケース）でしか、これは達成されていません。

医療に対するイメージの中には、治療をすれば元通りに治るというイメージがあるのは確かで

すが、歯科の場合はこれが当てはまらないことの方が多いのです。

①健康な口腔→虫歯ができる→削ってつめる→つめた下が虫歯になる。またはつめた脇から虫歯ができる→神経をとってかぶせる→根の中が化膿する。歯が割れる→抜歯→インプラントを入れる→インプラントが化膿して動揺する→インプラントの除去→骨が大きくなくなる

②健康な口腔→歯肉炎→症状がわかりにくいので歯肉炎は進行しやすい→軽度の歯周炎。歯を支える骨が壊れ始めるが自覚症状はあまりない→中等度の歯周炎。口臭や歯の動揺を自覚してくる→進行が進んで重度の歯周炎に。歯の動揺が大きくなる。噛んで痛みが出る→抜歯→骨が少ないのでインプラントには適さない

このようになってしまうより、やはり「健康な口腔→健康な口腔」がいいですよね。または、③健康な口腔→軽度の歯周炎。歯を支える骨が壊れ始めるが自覚症状はあまりない→中等度の歯周炎。口臭や歯の動揺を自覚してくる→歯ブラシの正しい使い方を習う。歯石をとる。歯の固定→しっかりメインテナンスする。歯周病の進行が止まるでもいいですね。

ブリッジや義歯が否定され、インプラントが良いというイメージが広がっても、予防について理解し、それを実践しなければ、行き着く先は今までとそれほど変わらないのです。

いろいろな問題点や意見がありますが、そんなことより中学校までに虫歯と歯周病についての正しい知識や予防方法を教えたり、水道水にフッ素を添加したりすることの方が大切なのではないでしょうか。

今後、歯科に関する医療費を減らしていかなければ、将来的に命に関わる疾患に回せるお金が足りなくなってしまうという現実もあります。

歯科の二大疾患である、う蝕《しょく》（虫歯）と歯周病は、なくなった部分を人工物で置き換えるか、または進行を止めることが、治療方法のほとんどです。歯は身体の一部ですが、壊れれば元には戻らないし、自然治癒もしないのです。

したがって、元通りにはできないというイメージをしっかりと持って、すでに確立しているこの二大疾患の予防方法・治療方法を理解・実践してほしいと思います。

口の中の健康を末永く保ち、よりおいしく、より快適に、自分の歯で食事をし、正しい姿勢で心身ともに健康が長く続くように。この本が、その１つのきっかけになってくれれば幸いです。

セルフメインテナンスの自己チェック表

歯の健康維持のため、以下のようなセルフメインテナンスの自己チェックを心がけましょう。

チェック項目	配点	あなたの点数
歯みがきは寝る前にしている	はい7点　いいえ0点	
歯みがきには10分以上かかる	はい5点　いいえ0点	
ブリッジの部分や義歯もしっかりとみがいている	はい3点　いいえ0点	
歯ブラシは1か月に1度は交換している	はい5点　いいえ0点	
デンタルフロスか歯間ブラシを使っている	はい7点　いいえ0点	
ブラッシングの後に、うがい薬でうがいしている	はい3点　いいえ0点	
自分の口の中を鏡でよく見たことがある	はい3点　いいえ0点	
自分の口の中を指でよく触ったことがある	はい7点　いいえ0点	
月に1度は歯垢染色液で、みがき残しの場所をチェックしている	はい7点　いいえ0点	
のどがかわいたときには砂糖の入っていないお茶や水を飲んでいる	はい7点　いいえ0点	
清涼飲料水の飲み過ぎは歯を溶かすことを知っている	はい3点　いいえ0点	
間食はしない	はい7点　いいえ0点	

食事はよく噛んでいる	はい5点	いいえ0点
食事は野菜をとることが多い。またはなるべく食べるようにしている	はい7点	いいえ0点
歯医者さんへ定期検診に行っている	はい3点	いいえ0点
お医者さんにも定期検診に行っている	はい2点	いいえ0点
自分が飲んでいる薬の名前を知っている	はい5点	いいえ0点
自分が飲んでいる薬のことを担当医に伝えている	はい7点	いいえ0点
呼吸は口ではなく、鼻で行っている	はい7点	いいえ0点
合計		点

★自己チェックの結果★

合計90点以上

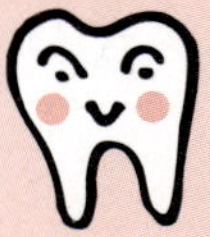

歯医者さんや歯科衛生士さんと同じくらい、口の健康に気をつかっています。1～2年に1度の定期検診で歯周病や噛み合わせのチェックをしてもらうと良いでしょう。

合計70～89点

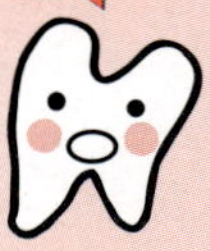

口の健康に心配はありませんが、油断すると虫歯や歯周病のリスクが高まりそうです。時々、歯や口の健康を振り返るためにも、年に1度は歯医者さんに行った方が良いかも…。

合計69点以下

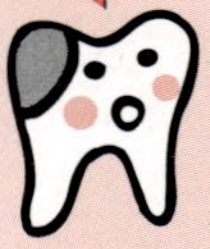

口の健康は、いつ損なわれてもおかしくない、ちょっと危険な状態かもしれません。まずは間食をひかえて、寝る前にゆっくり歯みがきする時間をつくってください。そして自分の口の中を指で触って、どんな形、歯並びになっているのかを良く感じて、みがき残しを減らしましょう。

■参考文献

『歯科のための内科学』井田和徳・堂前尚親　南江堂（1997）
『OFP を知る－痛みの患者で困ったときに－』井川雅子・今井昇・山田和男　クインテッセンス出版（2005）
『歯科医療再生のストラテジー＆スーパービジョン』川渕孝一／編　医学情報社（2005）
『「歯科」本音の治療がわかる本』熊谷崇・秋本秀俊　法研（2003）
『カラーアトラス　エンドドンティックス』斎藤毅・西川博文・中村洋／訳　医歯薬出版（1995）
『エンドドンティクス 21』須田英明・戸田忠夫／編集主幹　永末書店（2000）
『私は「初診料 10 万円」の歯医者です』谷口清　新講社（2003）
『パーフェクト歯内療法』高島憲二　デンタルダイヤモンド社（2004）
『自家歯牙移植』月星光博　クインテッセンス出版（1999）
『治癒の歯内療法』月星光博・福西一浩・仲田憲司／編著　クインテッセンス出版（2000）
『咬合この変わりゆくもの』續肇彦　医歯薬出版（1996）
『新・歯科医院経営のすべて』永山正人　一世出版（2000）
『50 歳からのインプラント』荻原芳幸・葉山めぐみ　小学館（2005）
『3Mix-MP 法と LSTR 療法』星野悦郎・宅重豊彦　ヒョーロン・パブリッシャーズ（2000）
『口臭治療の実践』本田俊一・小西正一　日本歯科新聞社（2002）
『臨床歯周治療学』村井正大　三樹企画出版（1988）
『新・開業前後のハウツウ』山田元樹・大林茂夫・渡辺博・飯森誠之　デンタルダイヤモンド社（1995）
『子どものための歯肉炎予防マニュアル』ライオン歯科衛生研究所編　東山書房（1995）
『歯科医の知っておきたい医学常識 103 選』佐々木次郎　デンタルダイヤモンド社（1990）
『インプラントセラピー』クインテッセンス出版（1998）
『Lindhe 臨床歯周病学とインプラント 第４版』Jan Lindhe, Thorkild Karring, Niklaus P. Lang ／編著　岡本浩／監訳　クインテッセンス出版（2005）
『猪越重久の MI 臨床　接着性コンポジットレジン充填修復』猪越重久　デンタルダイヤモンド社（2005）
『レジン充填でいこう』河野篤／監修　桃井保子・秋本尚武／著　永末書店（2002）
『クリニカルカリオロジー』熊谷崇・熊谷ふじ子・藤木省三・岡賢二・Douglas Bratthall　医歯薬出版（2002）
『歯の解剖学』藤田恒太郎／原著　桐野忠夫・山下靖雄／改定　金原出版（1995）
『支台歯侵襲を抑えた進化した接着ブリッジ』眞坂信夫・近藤康弘・岡田常司　クインテッセンス出版（2004）
『Periodontology』Klaus H. & Edith M. Rateitschak, Herbert F.wolf, Thomas M.Hassell 著　Thieme（1989）
『Endodontology』Rudolf Beer, Michael A.Baumann, Syngcuk Kim 著　Thieme（2000）

■参考サイト URL

SUNSTAR　http://www.sunstar.com/0.0_home/0.0_home.html
LION　http://www.lion.co.jp/index2.htm
ライオン歯科衛生研究所　http://www.lion-dent-health.or.jp/
日吉歯科診療所　http://www.hiyoshi-dental-office.org/index.html

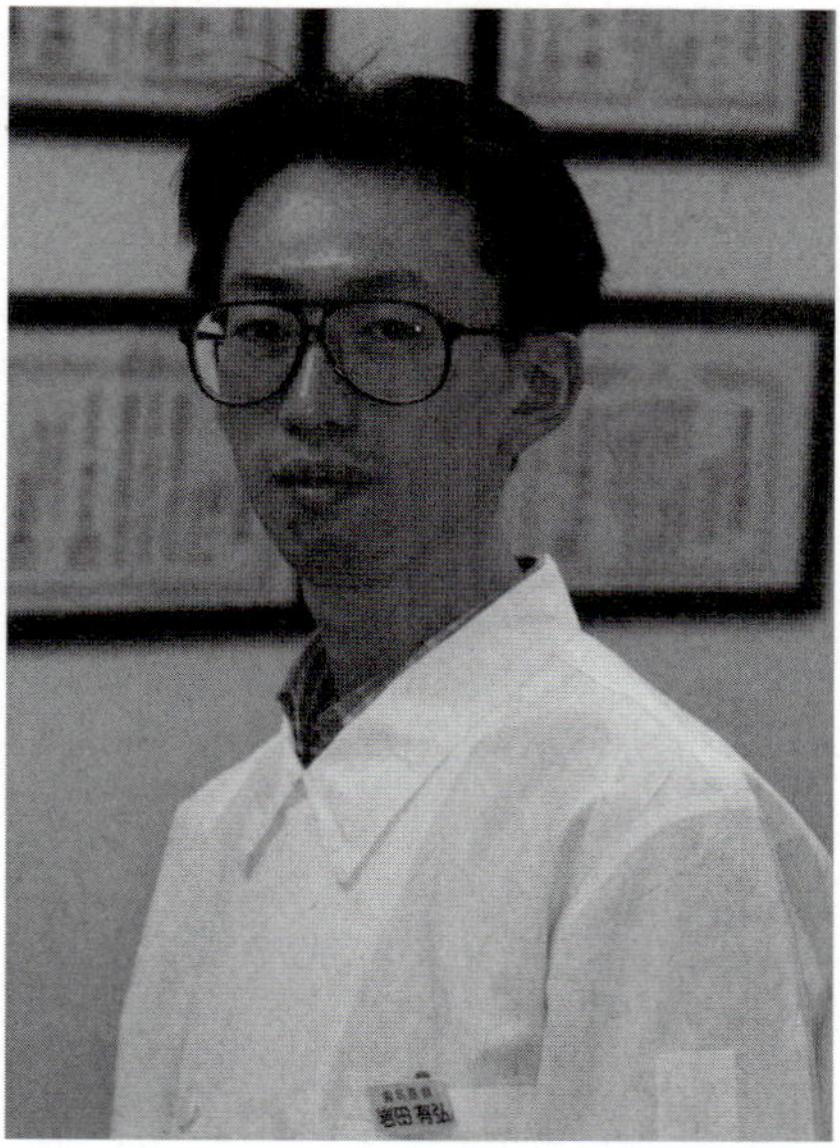

●著者略歴

岩田有弘（いわた ありひろ）

歯科医師　博士（歯学）

1974年生

日本大学歯学部卒業

日本大学大学院歯学研究科卒業（病理学専攻）

「自分がされたくない治療は行わない」ことをもっとも大切に、毎日の診療を行っている。また、歯医者さんへの定期検診は大切だと思っているが、自分だったら面倒くさいので歯医者通いが止まる方法をいつも考えている。

インプラントはハイリスク・ハイリターンの処置ととらえ、慎重に取り組んでいる。

編集協力　志村由紀枝
装幀・本文デザイン　DOMDOM

歯は残せ
知らないと怖いインプラント

2009年6月　初版第1刷発行
2015年8月　第3刷発行

著　者　岩田有弘
画　家　相澤るつ子
発行者　川元行雄
発　行　株式会社文溪堂
〒112-8635　東京都文京区大塚3-16-12
TEL (03) 5976-1515 (営業)
(03) 5976-1511 (編集)
ホームページ http://www.bunkei.co.jp
印刷・製本　株式会社 廣済堂

ISBN978-4-89423-639-4 NDC497 167P 148×210mm